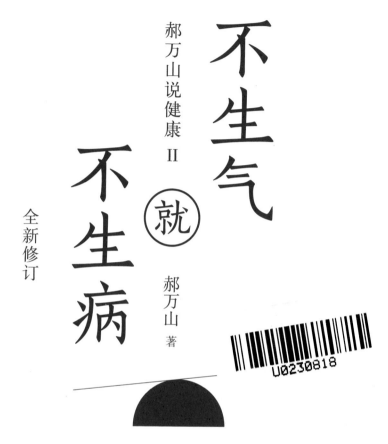

不生气
不生病

郝万山说健康 II

就

全新修订

郝万山 著

江苏凤凰科学技术出版社 · 南京

图书在版编目（CIP）数据

郝万山说健康．Ⅱ，不生气就不生病/郝万山著．—南京：
江苏凤凰科学技术出版社，2021.10（2022.6重印）
ISBN 978-7-5713-1927-4
Ⅰ.①郝… Ⅱ.①郝… Ⅲ.①保健—基本知识 Ⅳ.
① R161

中国版本图书馆 CIP 数据核字 (2021) 第 095246 号

郝万山说健康Ⅱ：不生气就不生病

著　　　者	郝万山
责 任 编 辑	谷建亚　李莹肖　钱新艳
文 字 编 辑	汪玲娟　赵　呈
责 任 校 对	仲　敏
责 任 监 制	刘文洋

出 版 发 行	江苏凤凰科学技术出版社
出版社地址	南京市湖南路 1 号 A 楼，邮编：210009
出版社网址	http://www.pspress.cn
印　　　刷	南京海兴印务有限公司

开　　　本	718 mm × 1000 mm　1/16
印　　　张	16
字　　　数	219 000
版　　　次	2021 年 10 月第 1 版
印　　　次	2022 年 6 月第 2 次印刷

标 准 书 号	ISBN 978-7-5713-1927-4
定　　　价	45.00 元

养生先养心

多年前由东方出版社出版发行的《郝万山说健康：不生气就不生病》，受到广大读者的厚爱，不少人向我反馈：看了这本书，才意识到自己患病的缘由，从此身体便一天天好了起来。我也清楚地记得，一位年过花甲的男士，抱着这本书来门诊找我说："郝教授呀，你为什么不早30年写出这本书？如果30年前我看到了你这本书，明白了这些道理，也就不会生大气了，随后也就不会闹大病了，我的人生、我的事业也就可以改写了。"原来他30年前由于和工作单位的矛盾以及家庭的不和，连续生了几场大气，引发了重度焦虑、抑郁，从此身心痛苦难耐，多种疾病缠身，生活质量下降，事业一事无成。

人生在世，都希望自己健康快乐、事业兴旺、一生幸福，可是如何才能实现这样的人生目标？首先就是不生病、少生病。如何才能不生病、少生病？这显然就涉及如何养生、如何防病的问题。

心要静，身要动，营养均衡不过剩。这是历代各个门派的养生家共同提倡的养生三大法宝。静能生慧，用智慧去处理一切事物，诸般难题就会迎刃而解，无往而不胜。心静则身安，身安则体健，心安体健，疾病则无由而生。动能生阳，阳气旺盛而通达，则气血流畅，肌肉丰满，筋骨强健，百病少生。营养均衡不过剩，就能够不得或少得代谢性疾病。一般来说，谈运动养生和饮食养生，应言之有物，具有实际的可操作性，这样才容易被大家理解和接受。讲养心、静心、修心、养性、调控意识情绪，听起来虚无缥缈，做起来无形无影，就难被大家理解、重视和接受。其实，静心才是健康长寿的首要法宝，养心修性才是养生诸法中的第一法门。

影响人类健康长寿的主要是疾病，古代中医把导致疾病的原因归纳为三个方面：一是感受了外来的风、寒、暑、湿、燥、火以及具有传染性的疫疠邪气而发病，这叫外因；二是由于内生的喜、怒、忧、思、悲、恐、惊等情绪过激或负向情绪持续过久而发病，这叫内因；三是由于饮食不当、性生活失调、跌扑刀枪虫兽所伤而发病，这叫不内外因。随着人类文明的进步、物质生活的富足、预防医学的发展，外因和不内外因都得到了有效的防范，唯独情绪过激和负向情绪持久而导致发病的内因却愈演愈烈，成为威胁人类身心健康的最主要的因素。

几年前，联合国世界卫生组织说，从现在起到 21 世纪中叶，没有哪一种灾难会像心理危机一样给一代青年带来无比的痛苦。临床统计显示，由于心理情绪因素而造成的心身性疾病患者，高达就诊患者总数的 80% ～ 90%。美国亚特兰大疾病控制中心的统计数据显示，90% 的健康问题都与精神压力有关。可见当代威胁人类健康的主要因素，是人类自身的情绪。

作为一名医生，我和各种各样的病人打交道已经半个多世纪，对病人在疾病的痛苦中挣扎，感同身受。对因心理情绪因素而导致疾病的产生并缠绵难愈，了然胸中。真是病由心起，魔由心生！我多么希望天下的人都不生病呀！

怎样才能不生病？我的结论是：**不生气就不生病！**当然我这里所说的"生气"，代表所有的负向情绪和过激情绪；我这里的所说的"病"，主要是指心身性疾病和精神类疾病。

本书呈献给大家的是，我亲眼看到的因为心理情绪因素所导致的疾病产生、家庭失和、事业挫折的大量实例。借此希望大家能意识到，防病抗衰老重点在调控情绪，健康与长寿关键在修心养性。

人有情绪是本能，人能控制情绪是本领，人人都要认识本能，又要不断提高控制情绪的本领。如何调节控制情绪、修心养性？本书则选取了行之有效的方法与大家分享。

在本书由江苏凤凰科学技术出版社再版之际，谨以此文作为再版之序。

郝万山

2021 年 8 月 25 日

北京

目　录

CONTENTS

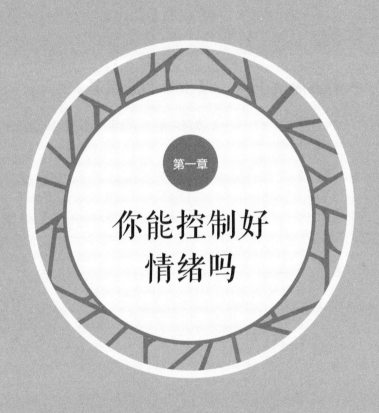

第一章

你能控制好情绪吗

人有五脏化五气，以生喜怒悲忧恐。

——《黄帝内经·素问·阴阳应象大论》

健康最大的敌人不是别人，正是自己，是自己的各种欲望，各种不正常的情感、杂念，是人性中的贪嗔痴。健康需要自己管理，需要自己负责！

　　健康，是人生最重要的事情。有很多人说，我每年都到医院体检，医生说我没病，那我就是健康人呗。也有人说，我没有病，但就是不舒服。健康的标准到底该如何界定？

　　世界卫生组织（WHO）将健康定义为："不仅是没有疾病和虚弱的症状，还要有完整的生理、心理状态和社会适应能力。"具体地说，一个健康的人应该是：

　　第一，没有生理性和遗传性疾病；第二，有良好的自我控制能力；第三，能正确对待外界的影响；第四，处于内心平衡的满足状态。

　　我们可以看到，在健康的四条标准中，只有一条是与身体有关的，其他三条都是心理层面的。就是说，**一个健康的人，不仅要身体健康，还要心理健康**。心理就是精神，是感觉、知觉、记忆、思维、情绪、情感、性格、能力的总称，是客观事物在人类头脑中的反映。

　　人的心理、情绪、情感到底与健康有什么关系？不良情绪对健康的影响究竟有多大？你能控制好自己的情绪吗？

80% 的疾病都与心理因素有关

有情绪反应是人的本能，人的一切行为，都是依靠情绪来驱动的，而情绪需要靠自己控制。所以健康最大的敌人不是别人，正是自己，是自己的各种欲望，各种不正常的情感、杂念，是人性中的贪嗔痴。健康需要自己管理，需要自己负责！

现代医学有一个名词叫"心身性疾病"，指的是心理因素导致的身体健康的失调，高达临床常见疾病的 80%~90%。广义的心身性疾病，是指心理社会因素在发病、疾病发展过程中起重要作用的躯体器质性疾病和躯体功能性障碍。哪些疾病属于心身性疾病呢？

（1）高血压、高血脂、动脉硬化、冠心病，紧张性头痛、偏头痛、无器质性原因的躯体疼痛。

看起来这些是与饮食、行为方式有关的疾病，但是美国的医生通过近 50 年的随访观察得出结论：容易患这类疾病的人，多是 A 型性格的人，其共同的特点就是脾气火爆、遇事急躁、不善克制，在事业上有闯劲、喜欢竞争、好出风头，走路说话风风火火，对人常存戒备之心。因为总把自己的同行当成竞争对手甚至敌人，时时担心别人超过自己，所以天天处于紧张、焦虑的状态。这类人是高血压、高血脂、动脉硬化、冠心病的高发人群，比一般心胸开阔的人，发病率要高 20 倍。而且，医生们发现，在心脑血管疾病和高血压疾病的候诊室里，椅子坏得最快，说明这些病人的性格都是焦躁不安的，连坐都坐不安稳。

有的学生，一到考试就头疼，一放假就好了。有些人总是感觉这疼那疼，可是当医生去触诊时，又找不到确切的疼痛部位，属于无器质性原因的躯体疼痛。这些都是心身性疾病。

（2）消化道溃疡、溃疡性结肠炎、过敏性结肠炎、神经性呕吐、厌食、习惯性便秘。

（3）支气管哮喘、荨麻疹。过敏性疾病，往往要查过敏源，但是过敏性疾病的加重、减轻与精神状态有关。

（4）神经性皮炎、斑秃、银屑病、湿疹、白癜风、黄褐斑。有人说，这不都是皮肤病吗？可是这些疾病的发生、加重、复发等都与精神因素有关。有句话叫"内科不治喘，外科不治癣"，说明皮肤病不好治。因为体疾易治，心病难医，这些病都和心理因素相关。

（5）类风湿关节炎，许多肿瘤，某些糖尿病等的发生、加重都与精神因素有关。许多肿瘤病人，并不是肿瘤夺去了他们的生命，而是得知患肿瘤以后的焦虑、恐惧，把他们推上了死亡的边缘。这就是通常人们所说的，是被自己吓死的。

（6）性功能障碍、月经紊乱、某些不孕、痛经、难产、假孕、癔症。男性的性功能障碍，除了器质性病变以外，100%与心理因素有关。女性的月经紊乱，很多都与心理压力有关。

（7）儿童厌食、遗尿、夜惊。孩子食欲不好，家长骂孩子，越骂孩子越紧张，就越吃不下，于是就形成了厌食症。

这些疾病都是心理因素所导致的身体健康的失调，如果我们把住心理这一关，让身体的自我调节机能很好地发挥作用，就会不得病或少生病。

头发与情绪怎么扯上了关系

在文学作品中，有很多由于情绪的剧烈波动与沉重的精神压力而一夜白发的故事。

公元前522年，楚国的楚平王听信谗言，废了太子建，并用计谋杀了太子建的师傅伍奢和伍奢的大儿子伍尚。太子建事先得到消息，带着儿子公子胜逃到宋国。伍奢的小儿子伍子胥也赶到宋国找到了太子建。不巧宋国正在发生内乱，他们没有找到安身之处。伍子胥又带着太子建和公子胜逃到郑国，想请郑国帮他们报仇。可是郑国国君出于自身利益考虑，并没有答应他们的请求。太子建报仇心切，就联系了郑国的一些大臣，准备夺取郑国国君的大权。不料走漏了风声，郑国国君先下手为强，杀了太子建。伍子胥带着公子胜再次仓皇出逃，改道投奔吴国。从郑国到吴国，必须经过楚国的地界。楚平王早就向全国发布了通缉令，悬赏捉拿伍子胥，要求各地绝对不许漏网。伍子胥带着公子胜白天休息、晚上赶路，终于来到了吴楚两国交界的昭关。昭关在两山之间，前面又有一条大江，地势险要，只有一条路可以过关。关门上高高挂着伍子胥的画像，并有重兵把守，对往来行人盘查极严，想要过关真是难于上青天。伍子胥愁得彻夜难眠，焦虑紧张，心烦急躁，头发竟然在一夜间全变白了。

法国文学家雨果的长篇小说《悲惨世界》中也有人在巨大的精神压力下出现短时间头发尽白的故事。

可见，古今中外人们对情绪会影响身体健康的认识是多么一致。现实生活中情绪导致迅速白发和衰老的现象也确实存在。

某晚报 2014 年 1 月 15 日报道，当地某女士突然接到公安分局的电话，与她相依为命的 26 岁的儿子，身中十多刀，因抢救无效而离开人世。巨大的灾难、过度的悲伤，使她一头乌黑秀发在一夜之间竟然全部变白。（从报纸上刊登的照片来看，不是已经长出的黑发变白了，而是一夜之间新生的发根全变白了。）

我也曾经遇到过由于压力和负向情绪持续存在，在较短时间内出现眉毛、头发、胡须尽白的人，只不过不是在一夜间发生的。那是几年前，一名 53 岁的华裔男士从境外来北京求医，愁容满面，情绪低落。他告诉我，3 年前因为他的弟弟办公司，要在银行贷款，求他做担保人，他没有与家中任何人商量，不仅做了担保人，而且还用自己家的房子做了抵押。后来，银行发来通知，他的弟弟欠巨款逾期不还，人已失踪，贷款须由担保人承担，在一定期限内如果不能偿还贷款和利息，就要面临被起诉，或者将抵押的住房拍卖偿还银行债务的后果。等他再联系弟弟，所有的通讯方式都已断绝，住处已是房门紧锁、人去屋空。想到所欠巨款还不上，自己不仅会变成一无所有的穷光蛋，而且可能连住房都没有了，这可把他愁坏了，茶饭不思，彻夜难眠。他的太太很快就知道了这件事情，天天和他吵架、闹离婚。这真是"屋漏偏逢连夜雨，船迟又遇打头风"。不到两个月，他的体重减少了15千克，头发、眉毛、胡须都变白了。

情绪剧烈变化，负向情绪持久存在，沉重的精神压力，导致白发突生和迅速衰老。原因是什么，我们留待科学家去研究。但这说明了一个问题，就是情绪与健康的密切相关。人的行为依靠情绪驱动，动物的行为也是如此。

鸽子得脑出血为什么比人康复得快

动物的情绪反应随处可见。原本沉睡中的花猫，觉察到老鼠的存在后，立即本能地兴奋警觉起来，随后在这种情绪的驱动下匍匐前进，然后猛扑过去抓住老鼠。缉毒犬嗅到毒品以后，本能地表现出一种兴奋的情绪，随之而来用特殊动作告诉人们它的发现。动物的这些行为，都是由情绪支配并驱动的。也就是说，**动物和人的行为都是依靠情绪来驱动的，情绪反应原本是动物和人的本能。**

几十年前，我住一楼，在阳台上养了几对信鸽。一天晚上，我忘了关鸽笼的门。当睡到半夜的时候，突然被阳台上动物打斗的声音惊醒，掀开窗帘一看，一只母鸽正在奋力地和一只大花猫搏斗。原来花猫想来吃刚孵出来两周的小鸽子，母鸽为了保护小鸽本能地挺身而出，它用自己的翅膀奋力地拍击大花猫的脸，使花猫一时不得前进。我立即打开阳台门，花猫迅速逃跑。可是我再看这只勇敢的母鸽，已是摇摇晃晃，站立不稳，随后就摔倒在鸽笼的外面了，它的左腿和左侧翅膀都已瘫痪无力，不能自主运动。

这是怎么回事？仔细一检查，没有找到外伤，左侧偏瘫，因此大体可以判断，这是母鸽得了脑出血，出血部位应当在右侧大脑的中动脉近皮层支，所以导致了左侧偏瘫。用《黄帝内经》里的话来说，就是"怒则气上"，愤怒的情绪使人体或动物的气血涌向头部和上肢。母鸽在愤怒情绪的驱动下，气血涌上两侧翅膀和头部，两个翅膀的血液循环量大幅度提高，于是就爆发出强大力量和大花猫搏斗，致使大花猫在一定的时间内不能接近幼鸽。但是在怒则气上的同时，脑部也在充血，血压突然升高，脑血管爆裂，随后就出现了脑出血的后果。

为了使这只鸽子尽快康复，我用针灸针点刺翅膀和腿的穴位，每天点刺两次，到了第三天的中午，母鸽就可以自主站立了，到了傍晚就能飞上六层的楼顶了。

鸽子得脑出血为什么会康复这么快？只花了3天！就是因为，它得了脑出血，出现偏瘫，不会像人那样焦虑、紧张、担心、郁闷，没有这些负向情绪的干扰，它的自我调节机能就能很好地发挥作用，自我康复能力迅速地把脑部的出血吸收了，侧支循环形成了，于是肢体的运动功能也就很快恢复了。

没有情绪的反应，人类就不可能繁衍到今天

人为什么会有情绪反应？情绪是怎么产生的？情绪对人类生存繁衍的意义是什么？

远古时代，人类经常遭到大型食肉动物的袭击，还会遇到地震海啸、火山爆发、洪水泛滥、台风暴雨、冰雹雷电等严重自然灾害。许多婴儿很难活到成年，大多数猿人在14岁之前就夭亡了，能活到30岁的猿人已经是凤毛麟角。

我们设想，40万年前的一天傍晚，一个猿人妈妈刚把自己的婴儿放在地上，准备上树摘果子，突然一只凶猛的剑齿虎扑了过来，要抢她的婴儿。

这位猿人妈妈一定会产生极其愤怒的情绪，这种愤怒的情绪驱使她本能地直接用手臂爪甲与剑齿虎搏斗。尽管她与剑齿虎的速度、力量在平常情况下相差甚远，但是在为挽救爱子而激发起的愤怒情绪的驱使下，她体内的肾上腺素和甲状腺素因应急而迅速大量分泌，使大量血液流向上肢和大脑，于是她的上肢爆发出巨大的力量，致使剑齿虎都惧怕她三分。幸好这只剑齿虎刚刚吃了一只小马驹，不算太饿，于是也就知难而退跑了。如果猿人妈妈没有愤怒的情绪反应，就不会爆发出巨大的力量与剑齿虎搏斗，剑齿虎不仅要吃掉她的孩子，还要继续吃掉她，这个种族就不可能继续繁衍下来。

再设想，20万年前的一天，几个猿人正在山坡上采蘑菇、摘野果。突然狂风骤起，地动山摇，声震四野，强烈的地震发生了！这几个猿人一定会出现极其惊惧恐怖的情绪反应，并立即奔跑躲避崩落的山石，向可能安全的地方逃窜。在他们面前却横有一条很宽的深沟，平时是绝对跳不过去的，但这时由于强烈的惊恐情绪引发了应激反应，大量血液迅速流向下肢和大块的骨骼肌，以致腰部下肢力量陡然增强，为迅速逃跑、跳过深沟创造了条件。同时面部缺血，这就是我们今天看到恐惧情绪表现为面色苍白的原因所在。这在《黄帝内经》里总结为"恐则气下"。如果没有惊惧恐怖的情绪反应，就没有应激反应，爆发不出强大的跳跃力量，跳不过深沟，或者反应过度强烈，被吓呆了、吓傻了、吓得全身发软，他们也躲不过这场天灾，于是他们就被滚落的山石掩埋了，他们的后代就没有繁衍下来。只要那些跳过了深沟、躲过了滚落山石的猿人，保住了性命，他们的后代就繁衍了下来。

人类一代又一代地繁衍到今天，于是这种愤怒、恐惧等的情绪也就如影随形，在人类繁衍进化的过程中遗传了下来。

没有情绪的反应，人类就不可能繁衍到今天。没有情绪的反应，就不是一个正常的人。**人的行为是由情绪来驱动的，对人来说，情绪的驱动力量是巨大的，情绪反应就是人的本能。这正是情绪对人类生存繁衍的意义。**

情绪到底如何界定

关于情绪在心理学上的确切含义，心理学家和哲学家已经讨论了一百多年。1884 年，美国哲学家、医生、心理学家威廉姆·詹姆斯（William James）将情绪定义为一种能表现在生理变化上的精神状态。就是说，每产生一种情绪，我们的肌肉、血管、神经、内脏、内分泌腺，甚至细胞的生理活动，就会发生变化。伴随着这些变化能为人感知的精神状态，就是情绪。这个定义将心理反应、生理变化与自我感知联系起来了，但没有涉及行动趋向。

哈佛大学心理学博士丹尼尔·戈尔曼（Daniel Goleman）认为："情绪，意指情感及其独特的思想、心理和生理状态以及一系列行动的倾向。"这一定义把心理、生理和行动行为联系了起来。

归纳上述关于情绪的定义，我的表述是：**情绪是指对外界事物或体内感觉的心理反应，包括内心感受、情感变化，并随着心理反应而引发的生理变化和行动倾向**。也就是说，情绪不是简单地指心情、感情，或者情感，而是包含了心理感受、生理变化和行动倾向。

比如，剑齿虎要吃婴儿是外界刺激，猿人妈妈愤怒就是本能的心理反应，这种情绪变化使肾上腺素、甲状腺素分泌增加，使血液流向上肢和大脑，就是生理反应，利于调动起身体最大的潜能，爆发出最大的力量，迅速与剑齿虎搏斗就是行动趋向。为了帮助大家更好地理解情绪，我举一个现代人的例子。

那还是没有手机这种便捷通信工具的时代，也没有互联网。我与国外同行的教学工作联络，主要是到我家附近一个大单位的电话传真服务部，打国际长途电话或者收发传真。一天晚上，我发传真后，等待对方回复。值班员是一个三十多岁的女士，姓李，兴高采烈地与我聊她的孩子在幼儿园的趣事。正在这时，一个中年男子来打长途电话。

从他与值班员小李的对话中，我了解到他是小李的同事，彼此十分熟悉。男子进入隔音间打完电话出来说："我和孩子她妈吵架，她回外地娘家都一个多月了，还不回来，刚才又在电话里和我吵了一通。其实吵架的起因还是因为我的不对，我一直后悔。明天我还要给她打长途，电话费明天一块儿结吧。"

小李回答："我们的规定你是知道的，当次话费当次结，每个电话都有自动记录，会计就按照记录和我结账，你不交，我就要给你垫上。明后两天我都不值班，你还是把今天的话费结了吧。"

这位男子很不情愿地结完话费，匆匆离去。

大约过了20分钟，我等待回复的传真还没有到，一个十六七岁的女孩儿冲进了服务部，二话不说，抓起电话就拨了出去，连隔音间的门都没有关。电话接通了，只听她哭着说："妈，你快回来吧，我爸死了！"

值班员小李说："你这孩子真能胡说，你爸爸刚才还在我这里给你妈打电话，催你妈回来，你也不能胡说是你爸死了呀！"女孩说："阿姨，就是从您这里打完电话出去，到大门外我爸就被车给撞死了。"

顷刻间我看到，值班员小李脸色煞白，面部呈现出惊愕、恐惧、悲伤的复杂表情，双手捂着胸口，断断续续地对那个女孩说："太突然了，太突然了，真想不到，想不到……"女孩哭着走了。

值班员小李先是喝了好几口水，一会儿又用手捂着胃部对我说："郝大夫，我怎么突然胃疼？"我摸摸她的脉，每分钟脉搏在120次左右。

这个过程，就是情绪反应或者说情绪表现的过程。这个情绪反应，包括了她对熟悉的同事突然意外死亡的心理情感反应，进一步引发了生理反应和行动趋向。小李面部肌肉的变化，出现了全世界人都可以看得懂的惊愕、恐惧、悲伤的复杂表情。剧烈的心理情绪变化，迅速引发了小血管收缩痉挛，于是面色苍白、心率加快，随后就出现了胃痉挛。这些显然都是情绪变化所引发的生理变化。在这样的惊恐心理和生理的反应下，行动上先是出现了双手捂胸口的动作，以减轻心慌、心跳加速的症状。随后出现了不断喝水的行为，以减轻惊恐、紧张导致唇干口燥的症状。用双手捂着胃部，提示已经出现了胃痉挛的身体反应，这样本能的动作，是为了缓解胃痉挛而出现的胃痛。从心理情感反应到生理反应再到行为趋向，就是我前面所说的情绪。

小李的同事被车撞死，表面看起来是一个偶然事件，但实际上也和情绪有关。他和妻子吵了架，妻子回外地娘家久久不归，他有自责和内疚的情绪。他给妻子打电话，双方没有和解，他的情绪自然更不稳定，出门过马路神不守舍，不能专心观察往来车辆，于是才酿成了惨祸。

当然，导致情绪变化的并不仅仅是外在的事物，也有从体内来的感觉。一个人在吃饭时，突然觉察到有吞咽困难的感觉，于是他就认为自己可能患上了食管癌，紧张、恐惧、焦虑，反复去医院检查，焦虑、恐惧的情绪一直持续到医生完全排除了食管癌为止。这种焦虑恐惧的情绪被激发，并引起了一系列的看病行为，就来自体内异常感受的刺激。

情绪是座大房子，"七情""五志"是根基

国外有研究认为，人类的情绪有几百种，其中包括许多混合复杂的、变种突变的以及细微差异的种种情绪，情绪的复杂和微妙，已经超越了人类语言文字能够表达的范围。于是人们就在思考，红黄蓝是颜色的三原色，人类复杂的情绪中有没有类似三原色这样的基础情绪，或者说原始情绪、核心情绪呢？

中国的先人们把人类的原始情绪、基础情绪或者核心情绪就进行了分类，其中儒家的经典《礼记》把情绪分为喜、怒、哀、惧、爱、恶、欲，称作"七情"。

《黄帝内经》把人类的情绪分为喜、怒、忧、思、悲、恐、惊，也称为"七情"，并且指出每一种情绪都与相关内脏的生理功能相关联。

如"怒则气上""怒伤肝"，肝在志为怒。也就是说，愤怒的情绪使人体的气上逆，并会伤损肝的功能。肝的生理功能发生异常，人就容易出现愤怒的情绪变化。

"喜则气缓""喜伤心"，心在志为喜。是说喜悦的情绪会使人身心放松，但惊喜、狂喜、暴喜就会伤损心的正常功能，心的生理功能发生异常，就会出现喜笑不休或郁闷不乐的情绪变化。

"思则气结""思伤脾"，脾在志为思。是说思虑过度或者所思不遂的情绪使人体的气机郁结，并会伤损脾的功能，中医所说的脾，指的是消化系统的吸收营养和水液的功能。脾的生理功能发生异常，人就容易出现思虑过度的情绪变化。

"悲则气消""悲伤肺"，肺在志为悲。是说悲伤的情绪容易消耗人体的正气，并会伤损肺的功能，肺的生理功能发生异常，人就容易出现悲伤过度的情绪变化。

"恐则气下""恐伤肾"，肾在志为恐。是说恐惧的情绪使人体的气下行，并会伤损肾的功能，肾的生理功能发生异常，人就容易出现恐惧的情绪变化。

大家不要小觑这种情绪与内脏的关联，这实际上为情绪过激或者情绪失控所导致的病证的治疗提供了思路和方法。由于中医有以五行五脏为中心的分类思想，于是把怒、喜、思、悲、恐五志，看成是五种基本情绪。**所以在《黄帝内经》里，既有"七情"，又有"五志"。**

400多年前，法国哲学家笛卡尔（R.Descartes）认为，人有六种原始情绪，惊奇、爱悦、憎恶、欲望、欢乐和悲哀。

达尔文在《人类和动物的表情》一书里，根据表情特征把人类的情绪大致分为：痛苦、悲哀（忧虑）、快乐（爱情、崇拜）、不快（默想）、愤怒（憎恨）、厌恶（鄙视、轻蔑）、惊奇和害羞。

当代美国心理学家、加利福尼亚大学旧金山分校保罗·艾克曼教授在一定程度上证实了人类存在少数几种核心情绪，分别是愤怒、喜悦、悲伤、恐惧，也就是《黄帝内经》所说"五志"中的怒、喜、悲、恐（《黄帝内经》里还有"思"）。

值得一提的是，有很多情绪难以分类，比如嫉妒就是一种很复杂的情绪，由愤怒演变而来，还掺杂了悲伤和恐惧。当看到别人在某些方面超越了自己，或者别人获得卓越的成功，于是就会产生一种愤怒的情绪，用天津话来说，就叫"恨人有"。同时还隐含着自己已经落后的悲伤，并包含着生存竞争中自己可能落败的恐惧，所以这种嫉妒的情绪就很难分类。

还有像希望、信仰、信奉、勇气、宽恕、淡定这些美好的情绪，怀疑、自满、懒惰、麻木、厌倦等不良情绪，也都可以看成是意识情绪的反应，但都很难归类。

没有哪种灾难比心理危机带来的痛苦更多

情绪既然是人类行为的驱动力，是人类繁衍到今天的必然结果，那么，它对人的健康与一生，影响是好还是不好？

应当说，只要有情绪变化，就会伴随着身体的变化、生理的变化。任何一种情绪波动，都会使内脏、肌肉、血管、内分泌的大量参数发生变化，免疫系统迅速被调节。比如害羞激动脸色发红，恐惧害怕脸色苍白，暴怒狂怒脸色铁青，紧张焦虑冷汗自出，突遇惊恐毛骨悚然……情绪变化导致血管肌肉的改变，人人可见，从而使人体生理的平衡状态或者动态平衡状态发生了偏离，这就需要人体付出更多的能量，耗费更多的调节机能来使它恢复平衡。

当然也有利于健康、使人感到舒服的情绪变化，人们常说"笑一笑，十年少"，这种愉悦的情绪就有利于健康。人们通常根据对人的影响不同，将人类的情绪区分为两大类。

一类是那些能引起身体各个部位产生过度性刺激的情绪。如羞愧、内疾、自责、沮丧、懊悔、冷漠、悲伤、恐惧、愤怒、焦虑、怨恨、抱怨、嫉妒，等等，通过神经系统，对器官、肌肉、血管、内分泌甚至细胞产生过度的刺激，使人产生很不舒服的、很不愉快的感觉，有人把它叫作"讨厌的情绪"，我把它称为"负向情绪"或者"负性情绪"。

另一类是那些能使身体产生最佳反应的情绪。这些反应既不强烈，也不微弱，如淡定、宽容、明智、大爱、博爱、喜悦、平和，等等，使人产生很美好、很舒服、很轻松的感觉，有人把它叫作"美好的情绪"，我把它称为"正向情绪"或者"正性情绪"。

讨厌的情绪消耗人的能量，使人的能量级别降低，会引发心身性疾病和精神疾病，致使在事业上常逢厄运，人生路上霉运相伴。

美好的情绪能够提高人的能量，给人带来高能量级别，使人身心健康，在事业上好运连连，幸福一生。

人类的许多疾病和心灵上的痛苦都是由于负向情绪所引发的。2010 年，**世界卫生组织说，从现在起到 21 世纪中叶，没有哪一种灾难会像心理危机那样带给一代青年无比的痛苦。**

有调查表明，中国有 30% 以上的大中学生存在着明显的潜在心理障碍，社会青年的心理疾患更为严重。临床统计显示，由于心理情绪因素而造成的心身性疾病，高达就诊病人总数的 80% ~ 90%。美国亚特兰大疾病控制中心的统计数据显示，90% 的健康问题都与精神压力有关。1998 年，美国斯坦福大学的布鲁斯·利普顿博士研究证实，95% 以上的疾病都与精神压力有关。

人类调控情绪所走过的路

当地球上今天已经拥有七十多亿人口，人类通常面对的已经不是天敌大型食肉动物，也不是未知的自然灾害，而是要组成家庭、群体、国家，天天与人打交道。欲望无限而资源有限，情绪无限而自由空间有限。如果每个人都根据情绪反应，尤其是负向情绪反应来处事，完全被情绪所控制，就会失去理智，就会生病，严重者还会发疯、自杀、杀人，造成家庭失和、社会动乱。这就要求现代人必须学会控制情绪，驾驭情绪，不能让情绪泛滥。

如果一个十二三岁的男孩，自己心爱的玩具被邻居的孩子抢走，从本能的角度来说，他的情绪反应，就会像那个被剑齿虎要抢去婴儿的猿人妈妈一样怒不可遏，而他的旁边恰巧有一支现代武器专家制造的 M16 或者 AK47 突击步枪，而不是蛮荒时代的石块和树枝，那么一定会发生灾难性的后果。

人类很早以前就开始探讨如何控制情绪，增强理性。

老子的《道德经》主张"致虚极，守静笃"。意思是，要使心灵虚空湛然到极点，要坚守清静寂然不动的心境。《庄子·大宗师》中说："古之真人，其寝不梦，其觉无忧，其食不甘，其息深深。"意思是，古代那些真正懂得养生之道的人，睡觉时不做梦，清醒时无忧虑，饮食清淡不求肥甘，呼吸深深而不表浅。为什么能做到睡觉不做梦，清醒无忧虑？是因为心静无牵挂，情绪稳定。可见，道家主张修心静心、把控情绪是由来已久的。

中医理论奠基之作《黄帝内经》提倡："恬淡虚无，真气从之，精神内守，病安从来？……无思想之患，以恬愉为务。"意思是，在心理与精神上要保持清静安闲，不要被外界的钱财名利、声色犬马所诱惑。这样就没有负向情绪的干扰，体内的真气就自然调畅，而不会受到损伤，疾病就不会发生。没有思想情绪上的忧患，总是保持着娴静愉快的心情，就能永葆健康。显然这与《道德经》"致虚极，守静笃"的思想一脉相承，将控制情绪引入修心养性、预防疾病中来了。

梁代医学家、养生家陶弘景在《养性延命录》中说道："静者寿，躁者夭。"心情宁静淡定就会长寿，情绪躁动不安就会早夭，将情绪的稳定看成是健康长寿的关键。

儒家学派的创始人孔子在《论语》中提出"克己复礼为仁"。"克己"就是战胜自我的私欲，克制个人的情绪和欲望。"礼"不仅仅是指具体的礼节，而是泛指天理，天理也就是自然规律，"复礼"就是遵循自然规律和社会规律。"仁"就是人内心的完美道德境界，意思就是去情绪化，增理智化，塑造美好的心灵。

《中庸》倡导："大德必得其位，必得其禄，必得其名，必得其寿。"意思是，有崇高品德的人必然能得到与之相应的社会地位，必然得到丰厚的俸禄，必然得到美好的名誉，必然得到长久的寿命。这与《论语》中"仁者寿"的说法一脉相承，就是不患得患失、心胸宽广的人才能长寿！

佛家的《华严经》认为："一切众生，皆具如来智慧德相，但因妄想执着，不能证得。"意思是，一切生命，包括蚊虫蝼蚁，原本都具备诸佛如来的智慧、德能、相好，只是因为有妄想心、执着心、分别心、贪婪心、嫉妒心等，遮盖、蒙蔽着他，使他的本心佛心不能彰显出来。所以学佛不是要学什么，而是要减什么、去什么，即去掉妄想心、执着心、分别心、贪婪心、嫉妒心等负向情绪，这样才能彰显本心，才能明心见性。其实讲的还是要修心、调控情绪的问题。

可见，历代各个门派的养生家都在强调调控情绪是身心健康、社会和谐、人生幸福的关键。

现代人为了创造更美好的生活环境与人文环境，制定颁发了各种规章制度、法律法规，这也是叫人约束言行、控制情绪，将行为限制在集体社会允许的范围之内。

人类为了生存繁衍与适应环境而进化发展完善起来的情绪反应，在生存环境发生根本变化的当代，如果不学会控制，尤其是控制负向情绪，往往会造成健康的失调、疾病的发生、家庭的失和、社会的不安定。这就要求人们学会控制情绪，驾驭情绪，甚至需要去情绪化，增理智化。这真是水能载舟，也能覆舟；成也萧何，败也萧何。

因此我认为，**人有情绪反应是本能，人能控制情绪反应是本领。人人都要认识本能，更要不断提高控制情绪的本领。**

情商是事业成功的保证，更是生命健康的基石

1991年，美国心理学家彼得·萨洛维等人提出了"情绪商数"的概念，简称"情商"（英文缩写EQ）。情商就是管理情绪的能力，情商的测试就是对一个人自我情绪控制能力高低的测试。

美国人丹尼尔·格尔曼在成名作《情商》中说："情绪对行动的指导作用，在人类进化历史上不断重复出现，情绪就像一个根植于人类神经系统的指令体系，成为人类心灵固有的、自动的反应倾向，对人类生存具有重大的意义。"

他把情商概括为五个方面的能力：认识自身情绪的能力，妥善管理情绪的能力，自我激励的能力，认识他人情绪的能力，管理人际关系的能力。换句话说，就是认识自己、管理自己、激励自己、认识别人、管理自己与别人的关系。

提高情商水平，学会掌控情绪，就能掌握自己的命运，塑造健康的体魄。营造其乐融融的家庭氛围，就能过上美好幸福的生活，从而造就和谐的社会氛围。缺少情绪调控，家庭成员之间就会摩擦不断，回家如进地狱；同事之间就会相互斗气，上班如入炼狱，不仅在事业上、人际关系上遇到重重困难，而且会对自己的身心健康造成无穷无尽的困扰。医学数据表明，经常保持愉悦的心情，可以增寿5～10年。

我是一个医生，在临床经常见到由于负向情绪问题而引发的种种身心健康的失调、种种疾病的发生，其中既有心身性疾病，也有精神疾病。中医对这些病有办法吗？我们又应当怎样面对这些与情绪相关联的疾病呢？

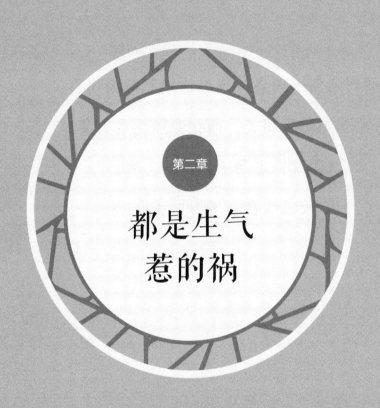

第二章

都是生气
惹的祸

脾胃之伤于内者，惟思忧愤怒最为伤心，

心伤则母子相关，而化源隔绝者为甚，

此脾胃之伤于劳倦情志者，

较之饮食寒暑为更多也。

——《景岳全书》

情绪对人体各个系统的健康都会有影响，对消化系统的影响更是立竿见影。

　　中医习惯把人体气的运动叫"气机"，许多疾病的产生与气机紊乱有关。

人出生以后，主要依靠消化系统摄入的饮食物来获得营养，维持生命。所以中医把以脾胃为代表的消化系统，称作"后天之本"。消化系统许多疾病的产生和加重，都与情绪密切相关。

消化系统许多病都是情绪惹的祸

情绪对人体各个系统的健康都会有影响，对消化系统的影响更是立竿见影。

古人说："酒逢知己千杯少，借酒浇愁愁更愁。"这是真的！为什么？酒中的酒精学名叫乙醇，进入体内，要依靠肝脏所分泌的乙醇脱氢酶将其分解成水和二氧化碳，水从汗和尿排出体外，二氧化碳从呼吸排出体外。当你遇到知心朋友的时候，说话投机，心情高兴，这种愉快的情绪就使肝脏源源不断地分泌乙醇脱氢酶，将酒精及时分解。于是你会发现，你喝了很多酒，居然没有醉。但当你忧愁、苦闷难以排遣的时候，你独饮闷酒，即使喝了很少的酒，也容易烂醉如泥。这是因为你的负向情绪抑制了肝脏分泌乙醇脱氢酶的功能，使它很少甚至几乎不分泌这种分解酒精的酶，于是你就很容易喝醉。这就是"酒逢知己千杯少，借酒浇愁愁更愁"的生理基础。

可以设想，当你正高高兴兴地准备吃饭的时候，老总打个电话告诉你，你被开除了，你本来饱满的食欲因为这一句话就没了。这是不是情绪对你的消化机能的影响？

其实我们在临床上看到的消化系统的各种疾病，除了饮食不洁（不清洁）、饮食不节（不节制，包括暴饮暴食，进食量不控制，或者为了减肥进食过少，还包括饮食时间的不规律）的因素之外，大量的消化系统疾病是与情绪尤其是负向情绪密切相关的。

咽部的梅核气、食道失弛缓症、反流性食管炎、慢性胃炎、胃下垂、神经性呕吐、神经性厌食、胃溃疡、溃疡性结肠炎、过敏性结肠炎、习惯性便秘，它们的发病和发展，都与心理社会因素有关。

生气给 14 岁少女种下了什么病根

噎膈是中医的病名。严格地说，噎是吞咽不顺，食物哽噎而下；膈是胸膈阻塞，食物不能下咽入胃，随即吐出，但两者常常同时或者交替出现，因此噎和膈也就常常并称。由于噎膈作为症状，多见于食道癌的患者，所以很多人就把中医所说的噎膈与西医所说的食管癌等同起来，并认为大多是老年人易患此病。其实两者不应当划等号，因为像食道炎、食道狭窄、食道溃疡、食道痉挛、贲门失弛缓症等疾病中，都可以见到噎膈的症状，因此任何年龄段都可能患噎膈。

那是在四十多年前，一个刚满 14 岁的女孩儿，在初中读书，既聪明又勤奋，成绩优秀，人极要强。只因所在年级第一批入团的名单中没有她，就断定是班主任说了坏话，气得睡不着觉，导致吃饭咽东西很不顺畅，以致很多时候，所饮食物还没有咽到胃里，就又反流出来，逐渐出现了胸骨后堵闷，后来发展到胸骨后疼痛而不能忍受。当地中医诊断为噎膈，久治无效，骨瘦如柴。她的父亲曾是我中学的学长，带她辗转找到我，我当然首先建议她到大医院明确诊断，然后再讨论治疗方案。

经过某大医院消化内科反复检查，诊断为贲门失弛缓症，医生建议到她消化外科做手术，把食道下段纵着切开个口，横着缝上，这样一方面食道会变宽，另一方面食道下段括约肌被切断，即使再痉挛也就不容易挛缩痉挛到咽不下去东西的程度了。这就像有的人嫌新买的袜子口勒得太紧，要剪一个或者剪几个小口的道理一样。很快，父母带着她到该大医院消化外科做了手术（当时是开胸的手术，切断了两根肋骨），手术康复后，她基本能正常进食了。

现在的食道内窥镜手术和食道气囊扩张术，是不用开胸的，从食道内给食道壁和食道括约肌造成多处小的损伤，这就等于把紧口袜子的橡皮筋崩断几根，使它变松。还有就是注射肉毒毒素，使肌肉松弛而不再痉挛。但那个时候还没有食道内窥镜手术这样的技术，也没有食道气囊扩张术和肉毒毒素注射这一类的疗法，只能做开胸的食道手术。

不料30年后，这位已经年满44岁的女士因家事生气而病情复发。30年前的食道手术，已经抵挡不了这次生气引起的括约肌痉挛，又是饮食难下，于是又来找我。我问她为什么不去那家医院做第二次手术呢？现在手术方法已经进步很多，不用再开胸了。她说已经去过了，但医院建议，已经做过一次手术的食道，再做第二次手术，效果不一定好。虽然可以考虑用气囊扩张术和注射肉毒毒素，但因有过手术，食道瘢痕畸形，效果好坏也难说，建议先保守治疗。

她向我询问这病是怎么引起的，能不能除根？30年前做手术时，医生曾经对他们父女说，这种手术是除根的，结果现在又复发了，怎样才能除根？

　　我回答说，这种病是她生大气后引发了食管下段的括约肌痉挛而不能松弛所造成的。食管是连接咽部和胃之间的一个肌性管道，食管还有两组括约肌，位于上部的，叫食管上括约肌；位于下端贲门的，叫食管下括约肌。这两处括约肌在不进饮食的情况下自动收缩，把食道关闭，既可以阻止外部空气进入胃中，又可以阻止胃中的内容物反流入食管。在进食和喝水的时候，上括约肌先松弛打开，使饮食物进入食道，随后上括约肌关闭，下括约肌打开，使饮食物进入胃中。**人生气或其他负向情绪过激后，会导致神经调节功能失调，于是食管下段的括约肌在进饮食的时候，本该松弛打开，却因痉挛而打不开，饮食物咽下就受阻了，或者咽不到胃中就又反流上来，所以称为"贲门失弛缓症"，中医笼统地叫"噎嗝"。**

　　至于能不能除根，经常有人问我同样的问题，我常常回答："这个问题不应当问我，而应当问你自己。"我反问她："难道你就不知道你的病根是什么吗？第一次发病是因为生气，第二次发病还是因为生气。这就是病根呀！这都是生气惹的祸呀，生气就是百病之源。能不能除掉这个根，就看你今后能不能不生气，能不能养心静心，能不能控制自己的负向情绪呀！"

　　这就是我强调的"解铃还须系铃人，心病还须心药医"的用意。如果不能调整心态、控制情绪，尤其是控制负向情绪，这病很可能还会再度复发。德国古典哲学家康德有一句很经典的话："生气是拿别人的过错来惩罚自己。"我说："你已经惩罚过自己两次了，难道还不能吸取教训吗？"她连连点头。

　　其实，生气与发怒是同一类的情绪。在丹尼尔·格尔曼的《情商》中，就把生气、气愤、义愤与愤怒、狂怒、暴怒、激怒、恼怒、易怒、怨恨、刻薄、敌意等归属为一类，愤怒最极端的表现就是病态的仇恨和暴力。

　　另外我发现，伴随着吞咽困难，她还有明显的焦虑、郁闷，心烦、急躁和失眠。于是我针对她的具体情况，开了疏肝和胃、定志安神的中药。她服用一个来月就基本痊愈了。当然这次能较快痊愈，也和她已经意识到这个病与生气郁怒密切关联，从而真正重视了调控情绪有关。

贲门失弛缓症本来是一个很少见的病症，不知道为什么，自从那个女士第二次来过之后，接二连三来了十来个同样病症的病人。

丈夫背信弃义，妻子饮食俱废

这是 9 年前的一天，来就诊的是一位标准的美女，一米七的个头，俊俏的面庞，苗条的身材。但她漂亮的大眼睛里透出的却是忧郁、怨恨和疑惑的眼神。脉搏细弦而数，脉细，提示气血不足，脉道失充；弦是血管壁紧张度高，像是琴弦那样绷得很紧，提示有肝气郁结、心情郁闷。脉数就是脉搏跳得快，或者提示病人看病时有点紧张，或者提示病人体内有热。判断是紧张还是有热，验证一下舌象，舌尖很红，就可以知道病人体内是有郁热了。白厚而腻的舌苔几乎布满了整个舌面，这表明她代谢不畅，痰湿壅滞。

应当说，从这样的望诊、脉象和舌象，我大体就可以判断，这是一个气机郁结、痰湿阻滞、心火偏盛、神志不宁的证候。但医生看病一定要望、闻、问、切四诊合参。我问她："你怎么不舒服呀？"她答道："吃不下饭，睡不着觉。"我继续问："是没有食欲吗？"她继续说："有食欲，想吃，肚子也饿，就是咽不下去，经常是还没有咽到胃里，就又反上来，吐出来，有的时候，虽然没有吃东西，也会往上吐白黏液。只有在不经意的时候，能咽下去几口饭，几口水。"

"你做过钡餐透视或胃镜的检查吗？"见到这样的症状，我首先想到的是，一定要排除外食道肿瘤。她答道："都做了，没有肿瘤，医生起了一个奇怪的名字，叫'贲门失弛缓症'。我还睡不着觉，心烦郁闷。治了半年，体重由 60 千克下降到 45 千克。"

她并没有对我讲明病因，但我告诉她，这种病一般是由情绪过激、生气过度或者负向情绪持续存在引起的，用药物治疗的同时，一定要保持心情愉快。但她什么都没有说，拿着我开的药方就取药去了。

两周后复诊，她告诉我，症状已经有所减轻，吐的白黏液也减少许多。这次复诊，我仍然没有开口问她起病的原因，但她却像竹筒倒豆子一样，主动告诉了我起病的缘由。

她原来是某航空公司的空姐，被当地首富的儿子狂追，后来就做了富二代的妻子。靓丽的容貌，魔鬼的身材，富豪儿媳妇的身份，令人羡慕的工作，开着保时捷跑车上下班，让很多同龄女孩儿羡慕和嫉妒。

可是好景不长，丈夫婚后不久就背叛了她，另有新欢，追她的时候的山盟海誓、甜言蜜语，全都成了骗人的鬼话。面对这样的变故，她愤怒、气恼，甚至几天几夜吃不下饭、睡不着觉。她甚至思考，人性的本质究竟是什么？爱情的价值又是什么？世界上还有没有真爱？人和人之间还能不能相互信任？排山倒海的忧愁，剪不断，理还乱。于是就遗留下咽不下东西、睡不着觉的毛病，身体迅速垮了下来，憔悴衰弱到不能上班的地步。她不得不愤然离开那个让她伤透了心的城市，辞掉了心爱的工作，辗转来到北京看病。

我告诉她："解铃还须系铃人，心病还须心药医。"虽然需要药物调节，但医学界流传着这样一句话："药逍遥而人不逍遥，何能有逍遥？"

此后她3个月内没有来复诊，只是托前来看病的朋友告诉我，当她明白了病由心起之后，在服药的同时，会通过各种方法调控情绪，一定能完全康复。

3个月后的一天，她突然来门诊看我，面色红润，笑容满面，就像换了一个人，我几乎认不出她来了。她高兴地告诉我，3个月来，一直服用我开的方子，病情逐渐好转，近一个月来，吃饭基本正常了，不吐白黏液了，睡觉也踏实了，胡思乱想的情绪基本没有了，体重和体力都开始增加了，这是自从得病以来从没有过的现象。

空姐问我，为什么生气、情绪不稳，对人的健康会造成这么大的伤害？

百病生于气，不生气就不生病

那天门诊的病人不是太多，我也正想借这个机会给在门诊实习的学生讲一讲情绪致病的常识，于是我就对空姐和学生说，中医的经典著作《黄帝内经·素问·举痛论》中讲："百病生于气也。"这里的气，是指人体气的运动紊乱。**中医习惯把人体气的运动叫"气机"，许多疾病的产生，和气机紊乱有关。**

人们经常说，"人活着全凭一口气。"这里的气不是简单地指呼吸之气、空气。经典物理学认为，构成宇宙万事万物的是物质、能量和信息三个要素。我认为中医所说的气，广义的含义应当是指携带有能量和信息的细微物质，涵盖了物质、能量、信息三个要素。但从现代量子物理学的角度看，构成宇宙的就是能量，物质只不过是能量的聚集，所以中医所说的"气"，有人直接翻译为"能量"。《黄帝内经·素问·宝命全形论》里说，"人以天地之气生，四时之法成"，"人生于地，悬命于天，天地合气，命之曰人"，把其中的"气"翻译成"能量"，也符合量子物理学的观点。

人体的气是在不停地运动中的，该升的升，该降的降，该出的出，该入的入，这叫气机调畅。比如饮食物从口到胃，到肠，逐渐下行，这叫胃气的降浊，胃气以降为顺。饮食物中的营养和消化道摄入的水液被吸收以后，向上输送到心肺，再由心肺通过血液循环向全身输送，这叫脾气的升清。脾升胃降，这就叫气机正常。每一个脏器的气的运动都有自己的特征。一旦气的运动异常，如果停在局部就叫气滞；如果郁在一处就叫气郁；如果上升太过而下降不足就叫气逆；如果下降太过而上升不足就叫气陷；如果外散太过而内收不足就叫气脱；如果内收太过而外散不足就叫气闭；如果整体气的量不足，也就是能量不足，就叫气虚。进一步就会导致水液、津液、血液、饮食等的代谢异常，因为气的运动和变化，是促进上述这些有形之物代谢的基本条件，于是就会百病丛生。

导致气的运动紊乱（气机紊乱）的原因是什么呢？《黄帝内经·素问·举痛论》列举了九种情况，其中六种情况指的是负面情绪或情绪过激。我们上一章提到的怒则气上、喜则气缓、思则气结、悲则气消、恐则气下，此外还有惊则气乱，都是导致气机紊乱的直接因素。**在日常生活中，生气、发怒、怒气是人最容易产生的情绪，是最为常见的一种负向情绪，也最容易导致疾病的发生，特别是容易导致消化系统疾病的发生。**

现代的分子生物学和脑神经学的研究，也完全证实了《黄帝内经》的观点，国际知名的分子生物学家、脑神经与药剂学家、美国人坎德丝·帕特（Candace Pert）博士所著的《情绪分子的奇幻世界》认为，仅仅是思想本身便足以改变我们的身体。她的著作强调，情绪不仅仅来自里身体的环境信息的反馈，通过自觉意识，心灵可以利用大脑来引发"情绪分子"，改写系统。意识的恰当运用能为病痛躯体带来健康，而对情绪不适当的、无意识的控制，很容易使健康的躯体生病。我们的情绪不只与脑有关，而是与体内每一个细胞都有着情绪的接纳器。

身体健康状况与情绪状态之间，显然是密切关联的。这就是《黄帝内经》一直强调的"形神相关"。

脾胃是后天之本，胃气壮则身体好

以脾胃为代表的消化系统，是人出生以后摄取能量、保证健康的最为重要的系统，中医称之为"后天之本"。历代医学家都十分重视脾胃在健康养生中极其重要的地位。《华氏中脏经》认为："胃者，人之根本也，胃气壮，则五脏六腑皆壮"。意思是说，消化系统是人体健康的根本，消化系统的功能强健，人体五脏六腑的功能就都强健。清代医学家张璐的《张氏医通》中讲："人赖水谷以生，水谷敷布，则五脏安和；水谷阻逆，则百病丛生；水谷废绝，则性命倾危。"意思是人出生以后，是依靠饮食物提供能量来生存的，消化系统的功能正常，饮食物中的营养能够很好地向全身输布，五脏六腑就健康安定；如果饮食物在消化的过程中出现阻滞，甚至上逆，就会百病丛生；如果饮食不下，完全不能进饮食，那人的生命也就危在旦夕了。**负向情绪对消化系统功能和气的运动的不良影响，可以说是立竿见影。**

十多年前我和几个初中的同班同学聚会，其中有的同学已经快半个世纪没有见面了，同学们之间聊起小时候的趣事相谈甚欢，大家吃饭也很愉快，食欲旺盛。席间一个同学接了一个电话，随后脸色大变，新上的菜基本不再动筷子了。饭后我偷偷问他："你接了一个什么电话，突然就吃不下饭了？"他说："是单位人事部门打来的。真倒霉，眼看就要退休了，教授级高工的评审又没有通过。"

知识分子一般会把职称看得很重，在退休前最后一次机会都没有实现自己的愿望，应当是一件相当郁闷的事情。由于这样的负向情绪的影响，他的食欲马上就消失了。

"一个人不管遇到什么事情，都不能生气吗？"空姐问我。

古希腊的哲学家亚里士多德在《伦理学》中说："**任何人都会生气——这很简单。但选择正确的对象，把握正确的程度，在正确的时间，出于正确的目的，通过正确的方式生气——这却不简单。**"

空姐说："这哪里是在生气？简直是在运用理性、运用智慧，去策略性地处理某些棘手的问题，是不伤害自己而又能吓唬别人的手段呀。"

我说："是，这样理性的生气，当然就不会引发灾难性的后果。"但我这里所说的引发灾难性后果的生气，是不能控制情绪的生气，是情绪过激的生气。引发的灾祸，主要是对自己健康的严重伤害，尤其是对后天之本消化系统脾胃功能的损害，且对处理事情毫无补益。

空姐不无担心地问我，她现在虽然基本好了，以后会不会复发呢？于是我继续给她和学生讲了治疗另外一例贲门失弛缓症的经历。

老编辑病来病去的玄机

3年前，某著名报社的一个老编辑来找我看病。虽然已经退休，看上去身体还不错，只是脸色苍白中带有一点晦暗，缺少光泽。他告诉我，他得了一个怪病，在家里吃饭，经常是咽不到胃里就又反上来吐出去。可是如果在外面和棋友们下棋，一边下棋一边吃，就不知不觉地什么都能咽下去了。平时还经常从食道中泛上来一些白色的黏液，不苦不酸，病程已有两个多月。我询问他是否到医院做过检查，他告诉我，不敢到大医院去检查，怕诊断出食管癌，那样吓也会把自己吓死。可见他的情绪焦虑紧张到何等程度。

他看了报纸广告上的宣传，瞧了多家门诊，但都没有明确告诉他这究竟是怎么回事。用了很多药，常常是连药也咽不下去，当然也就没有什么明显效果了。

我问他起病的缘由，他说是被儿子气的。他的独生子博士毕业后，一直忙于工作，连家都基本不回，四十多岁了还没有交女朋友，这简直成了他们夫妇俩的心病。两个多月前的一天傍晚，儿子突然回家，还带来一个年轻漂亮的女孩儿，说这是他的女朋友，并且已经同居了，今晚要住在家里。这可把老两口高兴坏了，竟然高兴得一宿没睡着。

第二天早晨，女孩儿先走了，老两口仔细向儿子询问女孩儿的情况。从儿子吞吞吐吐地讲述中才知道，这个女孩是外地来京的打工妹，没有北京户口，没有正式工作，甚至连高中都没有读完，更别说高等教育的学历了。这位报社的老编辑也是名牌大学毕业，听罢简直是气不打一处来。他斥责儿子："我和你妈辛辛苦苦培养你这么多年，盼着你拿到了博士学位，你居然给我们找了一个'三无产品'。我们坚决不同意你们相好！"

儿子说："爸，已经晚了，她已经怀上了我的孩子，都三个多月了，我们这次回来，就是要拿户口本，办理结婚登记。"老编辑说："好你个小子，你先斩后奏呀！拿户口本办登记？没门！我和你妈就是不同意！坚决不同意你们的婚事！"儿子无可奈何地走了。

这位老编辑越想越气，简直是怒火中烧。他口渴难忍，打开冰箱，取出一瓶冰啤酒，一口气灌了下去。但胸中还是烦热难耐，又拿出一瓶冰啤酒，刚喝了一大口，居然没有咽到胃里就吐了出来，随后就再也咽不下去任何东西了，以致一整天都没有吃下饭。第二天晚上又是一宿没睡。气的！

第三天早上起来，他肚子饿得咕咕叫，全身一点力气都没有，心情极度低落，头晕目眩，想喝一口粥，还没有咽到胃里，就全吐了上来。他的太太说："老头子，你到门口小吃店买些豆浆、油条和小笼包，看看能不能吃下去。"于是他到街上的小吃店买了油条、小笼包和豆浆，这些都是他大半辈子以来吃的次数最多也是最喜欢吃的早点。

买好早点正往家走，迎面遇上老邻居，也是他的老棋友。老棋友棋瘾发作，非要拉着他下一盘棋不可。他碍于面子不好意思拒绝，就蹲在街边摆开了棋盘。一盘棋下完，他惊奇地发现，手里的油条竟然少了两根，小笼包少了两个。他问棋友："我的油条和小笼包怎么少了？"棋友说："你吃的呀！"他心想自己肯定是好了，能吃下东西了。可是不知为什么，回到家里又什么都咽不下去了。就这样，想吃饭就必须找棋友下棋，不下棋就吃不下饭。他介绍说，这两个多月来，就是靠下棋吃饭，才活到现在。下棋的时候别人还不能说"吃"这个字，一说就立竿见影地咽不下去了。

我告诉他："这很可能不是食管癌，而是贲门失弛缓症，直接原因是由生气和情绪过激引起的。在气急之下导致肝气郁结，肝气犯胃，又喝了大量冰啤酒，伤了胃阳，于是就引起了自我调节功能的失调，食道下段小血管收缩痉挛，供血减少，进一步引发了食道下括约肌的收缩痉挛，这样就咽不下去东西了。越是咽不下去东西，你越是紧张，越要关注，越是焦虑，于是就越痉挛。为什么下棋的时候就能咽下东西呢？那是你的注意力专注于棋盘，从情绪上已经不再给自己的食道施加压力了，食道的自我调节机能就解放了，于是不经意间就可以咽下东西了。"

然后我把话锋一转说:"不过我真的要恭喜你! 恭喜恭喜!"他惊愕地说:"大夫,您开玩笑了,何喜之有?"我高兴地对他说:"你的病有两个多月了吧。"他点头肯定。我笑着说:"这就是说,从你知道你的准儿媳怀孕三个多月到现在,又过了两个多月,再有不到4个月你就要做爷爷了,这不就是天大的喜事吗?他们俩现在和你们住在一起吗?"他说:"没有,我生气了,吓得他们再也不敢回家了,一直住在自己租的一个地方。我已经有两个多月没有见到这个不争气的儿子了。"

　　我说:"你傻呀! 不费吹灰之力就要做爷爷了,还不赶快把儿子和准儿媳接回来! 找出户口本让他们尽快办理结婚登记手续,操办喜事,否则孙子出世后,怎么给孙子上户口呀?"按人之常情,人老了,听了要做爷爷的话,都会高兴。我这样说,实际上是想让他从心理层面换个角度看问题,接受现实,面对现实,由生气郁怒转为喜悦。

　　当时我从他的脸上还真的看到了一丝喜悦。因为是慢性病,我给他开了两周的药,主要是疏肝、温胃、化浊、降逆。告诉他两周后如果见效,就继续吃这个方子,一直吃到痊愈,因为中医有一句话叫"效不更方"。

　　3周后他的那位棋瘾很大的邻居棋友,因变应性鼻炎很长时间不好,在他的推荐下来找我看病。他特意托棋友告诉我,病好了,在家也可以吃饭自如了。一年多以后,他和老伴抱着胖孙子来到门诊看我,笑得合不拢嘴。特意告诉我,他们不是来找我看病的,就是想让我看看他们可爱的胖孙子。

　　我问:"你的贲门失弛缓症好了? 可以咽下东西了?"他有点尴尬地笑笑说:"好了,好了,彻底好了,一看到孙子什么都好了,什么都能咽下去了。谢谢你,你的一句话点醒了梦中的我。如果不是你那句就要做爷爷了,我还钻在牛角尖里出不来呢。生气可真不是一件好事,太让人遭罪了! 我这辈子再也不生气了!"

　　他的彻底康复,药物调节肯定是起了一定的作用。但更为难得的是,他换了个角度看问题,接受了现实,尤其是想到孩子不久就要出世,早就把使他郁闷的事情忘到脑后了。等看到活泼可爱的小孙子,生气郁怒的情绪也就完全消失了，疾病自然也就彻底痊愈了。

如果不能很好地控制生气、愤怒等负向情绪，伤害的首先是自己。当然这类疾病，是可以用中药来治疗的，通过调整调节，把人体的脏腑气血理顺了，人体的自我调节机能、康复修复机能活跃了，不仅病人的躯体症状会有好转，而且心情也会平静很多。这就是通过治愈身体，来达到平复情绪的效果！当然在这个过程中，适当配合一些心理疏导也是需要的。

可能有人会问，生气会导致食管括约肌痉挛，出现吞咽困难，生气会不会导致食管括约肌松弛而无力收缩呢？食管括约肌松弛不能关闭又会怎样呢？

一点火就着的脾气为啥不利于健康

我们来看看这位中年男子，因上腹部灼热隐痛，胸骨后热痛窒闷，吐酸水，咽喉疼痛说不出话，入睡困难，心烦急躁，好不容易睡着了，后半夜三四点钟突发咳嗽憋气，每天都咳醒憋醒，病已3周。他都不知道应该到医院的哪个科去看病了：到喉科诊断为急性咽炎，到呼吸科诊断为气管炎、哮喘，到消化内科诊断为浅表性胃炎伴有反流性食管炎，到心内科诊断为心肌供血不足，到神经内科诊断为神经衰弱。每个科都给他做了一系列检查，每个科都给了他一大堆药，他实在是不知道药该怎么吃，也不知道该先治哪个病。

病人气愤地对我说："气死我了！"我说："你生什么气？是生医院的气吗？"他说："生医院的气是小事，更生单位的气，我的病就是单位给气的！"

我问："单位怎么能把你气病呢？有病不瞒医生。"他说："我做科长10年了，今年老处长退休，处长空缺，论资排辈也罢，论对工作的熟悉程度和业绩也罢，都应该轮到我了，没想到单位领导从别的部门调来一个年轻女人来当处长，她对我们处的业务完全不熟悉，而且还挺刺儿，架子挺大。从宣布任命的那一刻起，我就开始胃不舒服，随后所有的症状就全出现了。到现在，我一看见这个女处长就胃疼，吐酸水，就嗓子疼，咳嗽，就胸闷憋气。"

我说："你的判断很正确，你的病确实是生气、气恼所诱发的。"《黄帝内经》里讲："怒伤肝。"生气郁怒引发了肝气郁结。肝气的舒畅调达，对五脏六腑的新陈代谢，对脾胃的升降，对精神情志的条畅，对人体气血津液的循环，都有着调节推动和促进作用，生气和郁怒直接导致了肝气的郁结，肝气犯胃，于是就造成胃部肌肉的痉挛收缩，蠕动失调，胃酸分泌也异常增加。正常情况下，食管和胃的蠕动，使饮食物和消化液通畅下行，可是情绪过激和生气能干扰和抑制它的正常功能，从而出现蠕动紊乱，甚至是逆蠕动，胆汁就可能从十二指肠逆流到胃，胃酸则有可能从胃逆流到食管。这时的食管下段括约肌，会出现该关而关不住的病理表现，于是就会出现反流性食管炎的所有症状。我告诉这位病人："其实你的咽痛、咳嗽、喘憋，还有胸骨后的热痛窒闷，都是由于胃中反流物刺激所造成的，只要反流性食管炎治好了，其他症状就会全部消失。你的心烦失眠，本身就是生气后的直接表现。"

对这个病人当然需要用疏肝和胃降逆宁神的中药，连续用药4周，咽痛、咳喘、胸闷、失眠等所有症状基本消失。他告诉我，服药以后感到内心逐渐平静了，能够坦然面对现实，接受现状了。见到那个女处长，也不再胃痛了。

在临床上，常常遇到一些病人，主诉症状很多，甚至连自己都怕见到医生后会遗漏告知某些症状，事先还要把不舒服的感觉整理后写在一张纸上，滔滔不绝地照着叙述。像这位科长有胃痛、咽痛、咳嗽、胸闷胸痛、心烦失眠，如果按照治病的思路，确实需要到多个科室看病。如果是初上临床的中医大夫遇到这样的病人，完全可能感到无从下手。**但中医治的是得病的人，而不是治疗人得的病。只要抓住这个人出现这一系列症状或者疾病的核心病机，用中药去调理这个人的健康状况，一切症状都会随之而愈。治疗这位科**

长，我就是抓住了肝气郁结、胃气上逆、心神不宁这样的核心病机，通过调整他整体的健康状况，多种病痛也就霍然而愈，而他的心理承受能力也就大大地提高了。可见治疗身体，就可以平复情绪。

胃是情绪的显示屏

某大学化学实验室的工作人员，为了清洗家中布满水垢的洗手池，用一个玻璃汽水瓶，从实验室做过实验的废弃稀盐酸瓶里，倒出一瓶废弃稀盐酸带回家中，随手把瓶子放到灶台上。他刚要清洁水池，突然接到邮局的人打来的电话，让他下楼取外地寄来的包裹。

这时，他13岁的儿子放学回家，从另一部电梯上了楼，打开门回到了家里。又饥又渴的孩子到厨房一看，一瓶开了口的汽水放在灶台上，想都没有想就喝了一口。当他感觉到口感和味道完全不对的时候，已经晚了，口腔咽喉的剧烈灼热疼痛，几乎使他昏了过去，连哭都哭不出来了。

爸爸回到家看到这种情况，完全惊呆了，立即把孩子送到了医院。经过紧急处理后，需要有相当长的一段时间不能经口腔和食道进食。医生为了保证孩子的口腔和食道黏膜能很好地修复，就在他的上腹部直接开了一个洞，这在医学上叫作"人造胃瘘"。医生通过胃瘘直接往患者胃里灌饮食物，并且通过胃瘘用纤维内窥镜观察患者胃黏膜的情况。

医生们发现，当这个孩子郁闷不高兴的时候，胃黏膜的小血管收缩痉挛，供血减少，代谢当然就降低了，产热也就减少了，于是从胃瘘里看到的是胃黏膜表面苍白没有血色，这个孩子就会感到胃中发凉，胃脘冷痛。进一步观察就可以看到胃壁松弛，蠕动减慢，胃液分泌减少或者几乎不分泌，于是孩子就感到没有食欲，即使把饮食物通过胃瘘灌到胃里，排空也是缓慢的。当这个孩子生气发怒或者焦虑不安的时候，胃黏膜上的小血管就充血，胃黏膜变红，由于小血管充血了，血液循环量增加了，代谢就旺盛了，产热就增多了，于是这个孩子就会感到胃热，想喝凉的东西。如果这个孩子生气发怒的情绪持续不缓解，就可以看到胃的肌肉开始痉挛，痉挛严重的时候，孩子就会感觉到胃痛。甚至可以观察到，胃酸分泌增加，胃液消化自己的胃黏膜的情形，时间既久，就会在胃黏膜上出现溃疡。可见胃溃疡的发生与情绪过激、生气郁怒有关。

尽管有研究认为，胃溃疡的发生和幽门螺杆菌的感染有关，但有幽门螺杆菌感染的人，并不一定出现上消化道溃疡，而负向情绪过激，往往是溃疡病直接的诱发因素。**胃是情绪的显示屏，因不同情绪而有不同的显示。**

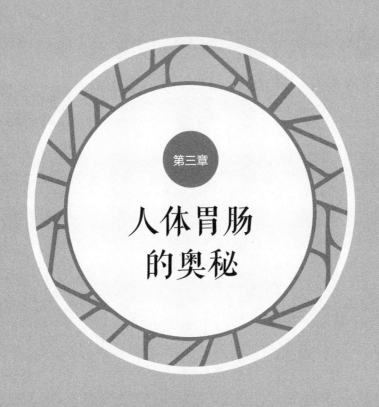

第三章

人体胃肠
的奥秘

食勿言，卧勿语，饮勿醉，色勿迷。

——乾隆皇帝养生秘诀

人生来就有两个脑，一个是颅脑，一个是肠脑，两者通过迷走神经相连接。打一个比喻，颅脑和肠脑就像是一根藤上的两个瓜，会相互影响，荣则俱荣，枯则俱枯。

为什么生气和类似的负向情绪会对消化系统造成这么大的伤害，我已经从中医的角度给大家做了解释，但由于中医的语言很古老，很多从小接受现代科技教育的人还是觉得似是而非。现代西方科学家是怎么解释这个问题的呢？生气和类似的负向情绪除了对上消化道——食道和胃造成巨大影响之外，对下消化道也就是大肠、小肠的生理功能也会造成伤害。

重读天净沙，谈谈断肠人

"枯藤老树昏鸦，小桥流水人家，古道西风瘦马。夕阳西下，断肠人在天涯。"小时候，读马致远的《天净沙·秋思》，只是觉得这是作者的抒怀之作。一位漂泊天涯的落魄读书人，在残阳夕照的荒凉古道上，牵着一匹瘦马，迎着凄苦的秋风，信步漫游，愁肠绞断，却不知自己的归宿和前途在何方。

有一天，我和家人谈起了这首小令，突然想到，为什么古人把肠子和情绪、心境连在了一起呢？难道肠子和情绪、心境有关吗？于是大家搜肠刮肚地想那些把情绪和肠子联系在一起的词汇，这一找还真不少。瞧瞧，我们明明是用脑子回忆，却说是搜肠刮肚，连思维也和肠子联系起来了。

愁肠百结，愁肠九回，九曲回肠，是形容悲愁郁结萦绕，难以排遣。愁肠寸断，是形容愁闷已经到了极点。泪干肠断，是形容伤心到极点。倾肠倒肚，是指把心里的话都讲出来。女子忧愁苦闷，叫柔肠寸断。十分惦念，放心不下，叫牵肠挂肚。情思缠绵，翻腾不已，叫柔肠百转。文章乐曲婉转动人，叫荡气回肠。待人真诚热情，叫古道热肠。还有蛇蝎心肠、锦绣肝肠、铁石心肠等与肠子相关的词汇。

这些词汇涉及情绪、心情、思考、记忆、性格等，竟然都与肠子建立起了联系。有人说，那是古人愚昧无知，根本不懂得情绪、心情、思考、记忆是大脑的功能，而误认为与肚肠有关。还有人说，这只是文人信口而诌，肠子与情绪能有什么关系呢？

其实从医学角度来看，古人说的这些话，一点儿错都没有，情绪、心情、思考、记忆还真的与肠子有关。表面看来似乎是一种夸张的文学描述，竟然都能在医学实践中找到证据。我们聪明的祖先，用眼耳鼻舌身意这样的自身功能，来感受情绪对身体健康的影响，然后用语言文字描述出来，竟是那样贴切、准确、恰当。

赶车的壮汉为什么突发肠穿孔

一天傍晚，某医院急诊室送来一位男士，五十多岁，腹痛难忍，面色苍白，大汗淋漓。医生触按他的腹部，整个腹部压痛、反跳痛、肌紧张都存在。这是急性弥漫性腹膜炎的体征。医生细问发病过程，原来他是某山区的农民，今天早晨赶着驴车在山路上行走，由于毛驴突然受到意外惊吓，沿着山路没命地奔跑。这位赶车人眼看着就有车毁人亡的危险，吓得他从车上一下子滑落到山路上，即刻腹痛难忍，再也爬不起来了。医生知道在这么短的时间内就出现了弥漫性腹膜炎，一定是消化道有穿孔，消化道的内容物流入腹腔，导致了整个腹腔的感染，于是果断地让护士把他送到了外科手术室。在手术台上打开腹腔一看，小肠出现了五处穿孔。医生修补了穿孔，清理了腹腔，病人很快康复了。

这是在突然受到惊吓后导致小肠多处穿孔的真实案例，可以说他是名副其实的断肠人。只不过这个断肠人不是因怀才不遇苦闷惆怅，而是突然受到惊吓导致的。惊吓也属于负向情绪，因此这个断肠人也是情绪致病。现代医学就把这类疾病称作"急性应激反应性疾病"。

不仅人类有情绪剧烈波动导致的急性应激反应性疾病，动物也有这样的疾病。《世说新语》中记载，桓温带着随从去四川，当船行至三峡的时候，随从看见一只老猴抱着一只小猴，于是趁船靠岸的时候，一把抢过小猴，跳上船，然后立刻把船开走了。老猴非常焦急，沿江哀号，跟着船跑了百余里仍然不肯离去。后来老猴从岸上跳上了船，但刚一跳到船上，就大叫一声，气绝身亡。随从剖开老猴的肚子一看，发现"肠皆寸寸断"，这个断不是完全断掉，而是老猴的肠子多处出现了穿孔。老猴心爱的孩子被人抢走了，又焦急又愤怒又恐惧，于是发生了急性应激反应。

恐惧让值班的女孩一夜患病

很多急性阑尾炎的病人也是因为急性应激反应患病，在紧张、恐惧、焦急几个小时后肚子疼。一检查，原来是阑尾炎，甚至阑尾穿孔。

一个刚从某化工大学毕业的女孩，在某市远郊区一个尚未兴建完毕的大工厂工作，平时就住在工厂的集体宿舍。那是一个周五，赶上她工作以来第一次周六、周日连值两天班，所以当天晚上她没有进城。当天已经黑下来的时候，她到楼下锅炉房打开水，发现整个女职工集体宿舍的五层大楼，只有她这间房子亮着灯。她突然意识到，今晚整栋楼里就只有她一个人了，不由得紧张起来。那时工厂还没有建院墙，这栋宿舍楼就矗立在旷野之中。

她回到宿舍，把门关上，门后放上椅子，椅子上放上方凳，方凳上放上脸盆，脸盆里放上暖瓶。心想，万一有人推门，就会有巨大的动静，即使我睡着了也能被惊醒。平时宿舍里上下两张双人床，住着四个人，她从没有紧张害怕的感觉。可是今天不同，整栋大楼只有她一个人，关灯怕黑，开灯怕坏人。于是她一会儿关灯，一会儿开灯，就这样一直折腾到凌晨3点还没有睡着，这时已经出现肚子痛了，而且逐渐加重。到了7点天已经大亮的时候，她肚子痛得已经直不起腰了，心想必须到医院看急诊了。于是她把暖水瓶从脸盆里拿下来，把脸盆从方凳上拿下来，把方凳从椅子上拿下来，把椅子挪开。要开门的时候，吃惊地发现，昨晚因为紧张，居然连门里的插销都没有插上。

她弯着腰勉强下了楼，走了一千米的路来到附近的医院，医生很快诊断为急性阑尾炎，当天下午就给她做了手术。医生说，如果再晚一两个小时，阑尾就要穿孔了。阑尾长在盲肠，是肠子的一部分，阑尾穿孔也可以说成是"断肠"。

像这样受惊吓或者极度紧张害怕的负向情绪，直接导致了肠道的器质性损伤的病例，在医院里实在不少见。除了阑尾穿孔，还有胃穿孔、胆囊穿孔的病人，都与情绪剧烈波动有关。看来平常说的"吓破了胆"，都是有医学临床依据的啊！

产后生气遇困难，胃肠痉挛40年

漂泊天涯的断肠人是被不良情绪打击，难道悲愁郁结萦绕、难以排遣，真的会引起肠道的病症吗？愁肠百结、愁肠九回、九曲回肠，真的有临床依据与医学依据吗？

一位 78 岁的老妇人，在女儿的陪伴下来到门诊。老妇人的女儿说："我妈妈肚子痛了多年，而且经常鼓包，多次到医院检查，并没有诊断清楚到底是什么毛病。"我问病人："准确地说你的肚子疼了多少年，是怎么引起的？"她说："40 年了。这是我小女儿，她多大，我的肚子就疼了多少年。我这是月子病，生她那年，我 38 岁，在月子里连续生了三场大气，还为另一件不能解决的家事发愁，从此就落下了这个毛病。肚子胀，打嗝，只要心情不好，肚子里的气就像刮风那样，呼的一下就长满了，不仅整个肚子胀痛，还会连及两胁和后背胀痛，胀痛厉害的时候就可以在肚子上摸到鼓包，有时候这种鼓包也可以看到，鼓包还能慢慢移动。"说着话，老妇人眉头一皱说："气又来了，又疼上来了，有了鼓包，郝大夫，你摸摸。"我立即让老妇人仰面躺在诊室的诊断床上，解开上衣和裤带，露出腹部，双腿屈膝，以便放松腹肌。老妇人并不太胖，我在她的腹部肚脐右侧，真的看见一个鼓包，有乒乓球大小。我轻轻用手按下去，鼓包是柔软的，而且可以移动。老妇人说："即使不用手按，它自己也会移动。"

我知道这并不是什么实质性的肿物，而是痉挛的肠形，或者是肠管的异常蠕动波。有的人在胃痉挛的时候，或者胃部出现异常的逆蠕动波的时候，也可以出现这样柔软的可以移动的鼓包。老妇人说："就是这样的毛病，只要肚子难受，我就郁闷心烦发愁，或者说只要郁闷心烦发愁，气就长上来了，肚子就会胀痛。我痛苦了 40 年。先是看了十多年病，心情和肚子胀痛都没有缓解，有人告诉我这是月子里的病，月子里得的病，还要在月子里养。可是我听到这个建议的时候已经快 50 岁了，早就不可能再生孩子和坐月子了。又有人说，月子里的病过了更年期就好了，可是我现在已经快 80 岁了，更年期都过了将近 30 年了，还是没好，看来我的病只能带到棺材里了。"她说完就浮现出了一脸的哀伤。

我判断老妇人的病应该是在产后气血虚弱的情况下，由于生气、忧愁等负向情绪过激，导致了肠功能紊乱，进一步引发了肠痉挛。于是我想起《伤寒论》中所说的"伤寒，阳脉涩，阴脉弦，法当腹中急痛，先与小建中汤，不差者，小柴胡汤主之"。阳脉涩，是轻取脉涩，为什么脉涩而不流利？是因为气血不足，脉行不畅。阴脉弦就是沉取脉弦，血管紧张度高，这是肝胆气郁的表现。气血是由脾胃所化生的，气血不足也就提示了脾胃不足。肝胆之气的疏泄运动畅达，脾胃、胃肠的功能就正常，现在肝胆气郁，必然会影响脾胃、胃肠的功能，于是肝胆气郁影响到胃肠功能，就可能会出现腹部拘急疼痛的症状。换成通俗的话来说，就是生气、忧愁等负向情绪会导致肠胃痉挛，尤其是在人体胃肠虚弱、气血不足的情况下。

这个病人在生小孩之后气血虚弱，又生了三场大气，并有难以解决的愁事，导致胃肠痉挛，是符合疾病形成的规律的。但病痛长达 40 年，也是我第一次遇到，用《伤寒论》中的小建中汤和小柴胡汤能不能好，我心中并没有底。但不管病程多长，我还是要硬着头皮辨证开方。不过我并没有像《伤寒论》那样先用小建中汤，后用小柴胡汤，分出先后次序来用，而是把两个方子合起来适当加减，两个方子一起用。后来老妇人并没有来复诊。不记得过了几个月，她的女儿来看感冒咳嗽，顺便告诉我，她妈妈服用那个方子 4 个星期后，40 年的腹胀腹痛消失了，而且心情也好了。这真是让我没有想到的事情。

有很多小朋友也经常出现肠痉挛，上幼儿园、上小学、上中学的孩子们，只要遇到学习上的压力，作业太多，就会发愁，只要孩子一发愁，就会肚子痛，总要让家长揉揉肚子，其实也是肠痉挛的表现。

长达 14 年的腹痛、腹泻竟然来自坏情绪

肠痉挛还可能伴随出现两种情况：一种是腹泻，就是拉肚子；一种是便秘，就是大便干燥、排便困难。当然也可能出现便秘和腹泻交替。

来门诊就诊的是一位 54 岁的男士，腹痛、腹泻 14 年，大便次数多的时

候，一天可以多达十多次。大便次数少的时候，每天一两次，且基本上是稀溏的，有时也会有几天莫名其妙地不解大便，出现大便秘结、肚子胀痛、排便困难的症状。

讲到患病的起因，这位男士谈到 14 年前，自己一手创办的公司因经营失误而倒闭，妻子带着孩子离他而去。万万没有想到的是，她居然嫁给了公司的一位总监，还带走了部分剩余资产。这使他气愤异常，懊恼郁闷，开始一段时间，每天以酒浇愁，不多久，就在每次饮酒之后出现腹痛、腹泻。以后即使不饮酒也会出现腹痛、腹泻，再以后每天早晨起床的第一件事，就是赶紧冲到卫生间拉肚子。早餐后也必然要拉一次。严重的时候，午饭后、晚饭后都会拉，甚至连喝水后都可能会拉。平时肚子经常胀满。吃了芹菜、豆角等有粗纤维的蔬菜，或者辣椒、胡椒、生葱、大蒜等有刺激性的食物，必然会诱发腹痛、腹胀、腹泻。当特别注意饮食的时候，可能会出现便秘，排便困难，腹痛腹胀可能要持续几个小时，痛到出冷汗虚脱的地步，还可以在腹部摸到可以移动的鼓包或者硬块。

我问他："腹痛、腹胀、腹泻，在夜间发生过吗？"他说："都是白天，还从来没有在夜间疼过、拉过。只要睡着了，不管睡多长时间，都不会因肚子疼和要拉肚子而醒。肚子胀也是白天明显，夜间睡觉后就感觉不到了。"

我触摸他的腹部，在右下腹部相当于盲肠的区域，有充气肠管样的感觉；在左下腹部，相当于乙状结肠的区域，呈现索条样痉挛肠管的特征。所触肠管都有轻度压痛，但压痛点并不固定，持续压迫时疼痛居然可以减轻以至消失。这应当都是肠管痉挛的表现。

医院通过多项检查，最终诊断为肠易激综合征。我给予的治疗是，疏肝健脾温肾宁神，患者前前后后断断续续服药半年，多年腹痛、腹泻的问题终于痊愈了，心情也好了许多，人的精神面貌焕然一新。

10 倍的工资，也付出了 10 倍的身体和心理代价

生气郁闷和负向情绪造成腹痛、腹泻的病例在门诊几乎天天可以见到，有没有生气和郁闷导致大便秘结的病例呢？

赵颖，大学学的是西医，已经做了十多年的临床大夫，又在医院办的中医学习班里学过中医。但她一直不喜欢医生这个职业，当时选择学医只是父母之命，而且工作量大，经常值夜班。在她看来，天天和愁眉苦脸的病人打交道，还肩负着人命关天的重大责任与压力，真是烦透了。而且，工资与学其他专业的高中同学相比比较低，因此她总有改行的想法。

在她36岁那年，机会终于来了。南方一家生产医疗器械的工厂，厂长亲自来北京招聘一名助理。厂长是一位年近60岁的女士，精明干练，一手创办了这家企业。招聘的基本条件是：有医学教育背景的女士；年龄在35~40岁；已婚，孩子最好上中学，且家中有人照顾；懂外语，会开车，懂电脑。工作任务是：平时协助厂长负责工厂的全面工作，在厂长外出期间，代理厂长的职务。

赵颖完全符合上述条件，通过两次面谈，厂长对她的优秀条件和出色表现非常满意。承诺给她开出的月薪数目，居然是她做医生工资的10倍！这令赵颖十分动心。于是她毫不犹豫地辞掉了医院的工作，跟着这位厂长来到了南方的城市。

前半年，在厂长的带领下，赵颖熟悉了工厂的全面情况，基本掌握了生产流程的指挥调度管理工作，一切顺利。厂长也很欣赏赵颖的才干和人品。半年后，厂长对她说："你可以独立工作了，我计划到国外探亲半年，在这期间，工厂的工作就交给你，你就是厂长。"并对她的下属也做了交代，要求他们无条件支持赵颖工作，服从赵颖的领导。

与厂长一起创业的几个下属，对厂长莫名其妙从北京找来一个黄毛丫头

当他们的顶头上司，心中早就有所不满，但原来碍于厂长的面子，不好意思发作。厂长出国后，他们开始找茬。赵颖出凭着自己的智慧，将问题处理得很得体。可是发展到后来，赵颖清楚地意识到，有的人是故意在出难题，找茬气她，她也就逐渐按捺不住，脾气渐渐地坏了起来。后来生气、心烦、急躁的情绪越来越多，可是在通常情况下又不能爆发出来，只好憋在心里，以致发展到寝食不安，焦虑紧张，失眠多梦。多年来一直正常的月经，有 3 个月没有来潮，原本白里透红的脸上隐隐约约出现了黄褐斑，而且随着时间的推移，黄褐斑越来越明显。皱纹也不知不觉爬上了眼角，并且逐渐增多、加深。每天早晨梳头的时候，都会掉下大把头发让她感到恐惧，白发也渐渐地多了起来。最糟糕的是，每天早晨一次大便的习惯，现在彻底紊乱了，开始时三四天解一次，后来发展到一个星期解一次，竟然还有十多天解一次的时候，伴随的症状是肚子胀，没有便意，大便异常干燥，排便十分困难。她不得不用了开塞露，后来又服用西药缓泻药果导片，一片、两片不行，一直加到了一天六片，再后来用了中药的泻下药。

这一切都是她从来没有经历过的，简直让她感到度日如年。终于熬到了厂长回国，她立即向厂长提出了辞职。回到了北京，到门诊找我看病。赵颖原来在中医班里听过我的课，一年多前，离开北京去南方的时候，曾经来看过我，虽然三十多岁了，但白里透红的脸庞，充沛的精力，让人印象深刻。可是这次在门诊见面，把我吓了一跳，苍黄的脸上呈现出浓重的黄褐斑，眼角的放射状的多条皱纹清晰可见。她告诉我主要是来看便秘的，并给我讲述了这一年的经历和身体各方面的变化。

我说："你的所有的问题，都是生气郁闷和压力造成的，都属于心身性疾病的范围。"**心身性疾病，就是在发生发展过程中，心理情绪因素起到过重要作用的疾病**。赵颖的所有症状，都是在心理情绪因素的作用下出现的，她半年来身体和心理各方面的变化，就是衰老加速的表现。

对于赵颖，我用了疏肝解郁、和胃化浊、安神定志的方法。两个月后，她的月经正常了，便秘问题解决了，脱发减少了。但眼角的皱纹和黄褐斑却没有消退，直到现在，十几年过去了，黄褐斑和眼角皱纹依旧存在，无情的岁月给她留下了永久的痕迹。

10 倍的工资，也让她付出了 10 倍的身体和心理代价。

儿童排便难，家长焦虑是根源

赵颖问我："我女儿 13 周岁，上初中二年级，也有便秘的问题。难道天真烂漫的儿童也有情绪问题吗？"我说："当然有，不过孩子的情绪问题，很多来自家长。"我给赵颖讲了一个病例。

有一次，一对老夫妇带着一个小男孩来看病，小男孩 3 岁左右，活蹦乱跳的，很招人喜欢。

"大夫，您快给我们孙子看看吧，哪都好，就是不拉大便。"爷爷一脸急切的样子。我问："他一般几天大便一次？""哪还敢几天呀，两天不拉，他爷爷就急死了。"这回是奶奶抢着说。"两天一次算基本正常，您不用这么着急。""可他费劲呀！这每天一到时候，我就抱着，他爷爷打盆热水，一手端着，让热气熏着小屁股，一手还得帮着揉肚子，他拉大便我们都得使劲，只要一天不这样就拉不出来。"

你看这哪里是孩子便秘，分明就是大人的过度焦虑、关注和干涉，导致孩子每到解大便的时候，也就紧张起来了，于是肠蠕动也就异常了。

小孩子有一个心理特点，就是特别喜欢大人关注他们。如果家长忙于家务或者学习、工作，孩子们就常常会用各种方法引起家长的注意。

有一个女孩小丽，从小是爷爷奶奶帮着带。爷爷有习惯性便秘，所以也就特别关注孙女的大便问题，每天都要盯着孩子解大便。孩子发现，每到解大便的时候，爷爷、奶奶、妈妈都会围在她周围，她感到她在解大便的时候，最能受到大人们的关注，于是尽量延长排便时间，不到半小时，这个大便就解不完。

那时候孩子还小，坐在马桶上，双脚够不着地面，爷爷立即拿来小板凳，或者用小盆子扣在地上垫在脚下。有一次，一家人到外地旅游，在旅馆里小女孩要解大便，找不到垫脚的东西，解不出来。还是奶奶急中生智，用两条浴巾叠起来垫在脚下，才算解决了问题。

慢慢孩子就养成了三个毛病：一是大人不催就不去排便，二是排便时间长，三是脚下不垫东西就排不出大便。一来二去，也就导致了孩子肠蠕动缓慢，肚子容易痛、容易胀。这些不良习惯的养成，显然和家长过度关注有关，当然也和孩子的心理有关。爷爷、奶奶以为是病，经常带着孩子找医生看便秘。但这三个毛病一直没有改观，一直到孩子上了小学。

后来爷爷、奶奶走了，有一天孩子刚到卫生间坐在马桶上，正好有同学来找她玩，妈妈说小丽刚进卫生间，让同学等半个小时，不料小丽玩耍心切，不到一分钟就解完了。我对赵颖说："你看看孩子的便秘，和情绪有没有关系？"

"对的，老师，我的女儿就是姥姥、姥爷带大的，原来我在医院工作，经常值夜班，没有办法带孩子，就把孩子放在姥姥家。等孩子要解大便的时候，姥姥、姥爷就会如临大敌，生怕孩子便秘，结果孩子一到解大便就跟着紧张，于是常常憋着不解，就造成了便秘的毛病，一直到现在。"赵颖边点头边答道。

人脑生来有两个，关照好肠脑才能根除消化系统慢性病

从临床观察可见，几乎所有的消化系统疾病，除了因饮食不洁和饮食不节外，几乎都与负向情绪相关，尤其和生气相关。看来古人把情绪和肠子联系起来的说法并不是随意为之，而是深有体会的。那么现代自然科学怎么认识这个问题呢？近些年，医学科学家和生物学家研究发现，人生来就有两个脑，一个是颅脑，一个是肠脑。

动物最初的神经系统起始于管形的蠕虫动物，那时没有颅脑，神经细胞就在消化道的组织中，在食管、胃、小肠与结肠（就是大肠）的内层组织中，在那里有神经细胞、神经传递物质、蛋白质和复杂的环形线路，这就是肠脑，也可以叫腹脑。

随着生物的进化，生存竞争的激烈，为了能够适应环境，需要更复杂的神经系统，从而发展了中枢神经系统——颅脑。但对健康十分重要的肠神经系统，不能进入头颅再与胃肠相连，为了适应高级动物进食和消化的需要，于是基于自然进化的法则，就保存了有独立功能的肠神经系统。

就人来说，早期胚胎发育中产生的神经脊，一部分进入了中枢神经系统，进入头颅，形成颅脑，另一部分变成肠神经系统，分布在消化道，形成肠脑、腹脑，两者通过迷走神经相连接。**打一个比喻，颅脑和肠脑就像是一根藤上的两个瓜，会相互影响，荣则俱荣，枯则俱枯。**

在肠脑中几乎能找到颅脑赖以运转和控制的所有物质，如血清素、多巴胺、谷氨酸、去甲肾上腺素、一氧化氮等。此外，肠脑中还存在多种被称为神经肽的脑蛋白、脑啡肽以及对神经起显著作用的化学物质。神经肽是泛指存在于神经组织并参与神经系统功能作用的内源性活性物质，是一类特殊的信息物质，作用广泛而又复杂，在体内调节多种多样的生理功能，如痛觉、睡眠、情绪、学习与记忆，乃至神经系统本身的分化和发育都受神经肽的调节。

负向情绪会明显地影响神经系统的兴奋性，影响神经递质和肽类物质的分泌，于是就直接影响了消化系统工作的异常，造成了消化系统从上到下的大多数疾病的发生，并进而影响到全身健康状况的改变。也就是说，当你抑郁的时候，胃肠的神经系统也在抑郁；当你焦虑的时候，胃肠的神经系统也在焦虑；当你悲伤、忧愁、生气、暴怒的时候，胃肠的神经系统也在悲伤、忧愁、生气、暴怒。

我们前面所说的肠易激综合征、肠痉挛腹痛、便秘、肠穿孔、急性阑尾炎伴穿孔，以及上一章谈到的贲门失弛缓症、反流性食管炎、各种急慢性胃炎、胃溃疡等，就是负向情绪导致颅脑和肠脑功能失调引起的。

治疗这样的病症，并不是只用治疗胃肠疾病的药物就可以获得疗效的，这些方法只是治标而不治本，而要用调控情绪为主的方法，用中医的话来说，就是疏肝解郁，和胃调脾，定志安神，通过药物来改善体质，进一步就可以达到调控情绪，根除消化系统慢性疾病的效果。

这样看来，断肠人在天涯，以及我搜肠刮肚想起的词汇，如愁肠百结、愁肠九回、九曲回肠、愁肠寸断、泪干肠断、倾肠倒肚、柔肠寸断、牵肠挂肚、柔肠百转、荡气回肠、古道热肠、别具心肠、蛇蝎心肠、锦绣肝肠、热心肠、铁石心肠等，真的不是随意为之，而是古人超敏感的身心感觉、身心感受得出的经得起现代科学验证的结论。

"食不语"与消化系统的利害关系

负向情绪既然对消化系统的影响立竿见影，那么我们在吃饭进餐的时候，保持心情的宁静愉悦，使消化系统不受负向情绪干扰而能进行正常的工作，就显得十分重要。

《论语·乡党》要求"食不语，寝不言"，就是在饭桌上吃饭的时候不要多说和吃饭没有关系的话，这样就能专心吃饭，有利于消化；另一方面也能避免言多语失，影响了大家的食欲。在睡觉之前，不要谈论过多的话题，以免引发神经兴奋，影响安静入眠。

有一次，我在河北省南部的一个城市讲课，早晨到宾馆餐厅吃饭，刚坐下来，就听见邻桌的一位妈妈用浓重的方言愤怒地斥责她的儿子："你学习不好，又不好好吃饭，我看你长大了能做个啥，你就端盘子吧！"被斥责的那个男孩，也就是七八岁，看着桌子上的饭菜满脸愁容，眼里汪着泪水，丝毫没有食欲。

我推断这个男孩可能患有起床综合征，起床后，肝胆之气疏泄生发无力，心情不好，于是胃口不开，就吃不下饭，这在中医就叫"木郁土壅"。木在这里代表肝胆，土在这里代表脾胃。肝胆气郁，就会引起胃不和，食欲不振。

在这种情况下，如果妈妈给予鼓励和正面引导，使孩子的心情好一些，或许孩子还会进食。但这位妈妈严厉的斥责让孩子更容易产生自卑和郁闷的情绪，因此就更加没有食欲。

如果这种自卑和郁闷的情绪从小在潜意识中保留下来，那不仅是影响孩子的一顿早餐，而且还可能会影响孩子一生的心理发育。所以在饭桌上和家人或者孩子交流，一定要注意说话的内容，能引发负向情绪的语言，千万不要出口。

我们还应当在饭前，在餐桌旁坐好安静下来后，做三个深呼吸，怀着感恩之心，面对餐桌上的食物默默祷告，感恩大自然的恩赐，感谢家人在厨房的辛劳……这种感恩之心，会使你愉悦、放松、宁静，之后再开始慢慢享用食物，你就会感到，纵然是粗茶淡饭，也有滋有味，香甜可口。这样消化系统的脾升胃降功能，就会正常健康地运行。

大道至简，三招解救消化系统功能紊乱

对于负向情绪引发消化系统的功能紊乱，我介绍一个简单的但行之有效的腹部按摩法，也可以叫揉腹法。

在保暖的前提下，脱衣松裤，正身仰卧，枕在矮枕上，两腿伸直，全身放松，凝神静虑，意念专注，调匀呼吸，舌抵上颚，意守丹田［肚脐下三寸（一寸约合 3.3 厘米）］。

第一节：双手搓热后交叉重叠按压在肚脐部，然后双手顺时针旋转揉腹，从小圈渐渐向外扩大，直到大圈上至剑突，下至耻骨联合，再逐渐缩小至肚脐部，共旋转按摩 50 次。然后逆时针方向揉腹，仍然由小圈至大圈，

再由大圈至小圈，也揉 50 次。

第二节：双手重叠按压在剑突部，沿着前正中线的任脉，向下推按至耻骨联合处，如此推按 21 次。双手分开，分别按在左右肋弓处，然后两手同时向下推按至髂骨处，如此推按 21 次。

第三节：双手放在身体两侧，全身放松。吸气时肋间肌不要动，腹部慢慢隆起，膈肌下降，把胸腔的纵径拉大，空气进入体内。呼气时肋间肌仍不要动，腹部慢慢凹陷，膈肌上升，胸腔纵径缩短，空气排出体外。呼吸力争做到细、静、匀、长，不喘不急不促不粗，每分钟呼吸 4 ~ 6 次。这种腹式呼吸维持 10 ~ 20 分钟即可。如果说第一节、第二节是用手来按摩胃肠的话，第三节就是利用腹肌的收缩和舒张来按摩胃肠，因此我也把这种腹式呼吸法归属于腹部按摩的方法之一。

上述腹部按摩法，可以在睡觉前、起床前进行，也可以随时进行。有病者治病，无病者保健，不仅能直接调理胃肠系统功能的失调，还可以调节人的心理情绪，促进安眠，甚至可以通过调节肠脑而改善所有精神疾病和心身性疾病的症状。真可以说是，**腹宜常揉，百病消除**。

大道至简，不要小觑这么简单的养生方法，只要持之以恒，铁杵磨针，滴水穿石，一定会有让你惊喜的收益。

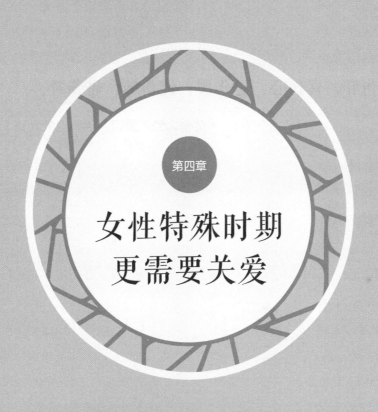

第四章

女性特殊时期
更需要关爱

怒伤肝，喜伤心，思伤脾，忧伤肺，恐伤肾。

——《黄帝内经·素问·阴阳应象大论》

月经、妊娠、产后、哺乳，也包括围绝经期前后，这都是女性特有的生理时期，正是女士们身体虚弱、心理脆弱的时期，在这些时期生气、愤怒、惊恐等负向情绪，对女性的伤害，远远要比其他时期厉害得多。

女性有月经、妊娠、产后、哺乳，还有围绝经期前后等特殊的生理时期，在这些特有的日子里，各种负向情绪对女性的伤害远比平时严重，因此，这时也是女性更需要得到关爱的时期。

悲伤暴怒后月经突然中断

这天是星期六，风和日丽，在北京东四环南端的欢乐谷，六七个来自某大学的女学生兴高采烈地排着队，等着坐太阳神车。队伍中有个叫小丽的女学生，突然看到一个熟悉的男人，牵领着一个四五岁的小女孩，旁边还跟着一个年轻的女人，从台子下面走过。只听那个小女孩奶声奶气地说："爸爸！爸爸！我要骑大马，大马在哪儿呀？"那个男人说："就在前面，一会儿就到了。"

这么熟悉的声音，眼前分明就是自己交往了一年多的男友，怎么会有孩子叫他爸爸呢？霎时间，小丽明白了，这个男人是有家室的，她被骗了，顿时怒火中烧，火冒三丈，像发疯了似的冲下台阶，一把揪住那名男子的衣襟，厉声喝道："好你个张勇，你这个大骗子，原来你是有家室的呀！"那个男子开始一愣，随后吃惊地说："啊呀！姑娘，你……你认错人了，我不叫张勇，也从来没有见过你，你快走吧。"这时旁边的那个年轻女人也说话了："你放手！他不叫张勇，他是我老公，你是什么人？"小女孩也不住地喊："爸爸！爸爸！快走，快走！我要骑大马！"

小丽当时气得一口气上不来，就昏了过去。同学们见状，都从台子上跑下来，把小丽抱起来，有的掐人中，有的按内关，有的拍胸脯，七手八脚折腾了好一阵子，小丽总算醒了过来，随后开始失声痛哭。大家再找那一家三口，早已经不见了踪影。

这究竟是怎么回事？事情还要从头说起。小丽 22 岁，从四川农村中学考到北京某大学，现在读大四。一年多以前，在网上交了一个男朋友，谈文学、谈艺术、谈摄影、谈收藏、谈茶道，很是投缘，一个多月后，他们决定相约见面。这一见面，就把小丽吸引住了，小伙子一米八的个子，白净脸庞，浓眉大眼、高鼻梁……一口纯正的北京口音，典型的帅哥一个。小伙自称张勇，还给她看了身份证。女孩一见倾心，以为终于找到了心目中的白马王子。而且，小伙子出手阔绰，每次约小丽见面，都要带她到高档饭店吃饭，还时不时给她买些化妆品之类的小礼物。张勇告诉小丽，自己开了一个广告公司，经营不错，工作也不太忙，虽然以前交过几个女朋友，只是脾气兴趣不投缘，都没有成功。快 40 岁的人了，还是孤身一人。这次见到小丽，很是投缘。

就这样，一个是一见倾心，一个是一见钟情，不多久两人就正式确立了恋爱关系，每周都要相聚两三次。但张勇从来没有带小丽在外面过过夜，也没有带小丽到过他家，小丽也从没有见过他的父母或家中的任何其他人。这些小丽都没有产生过怀疑，只是认为是相恋时间不长，时候还不到。

周五这天，按照惯例，小丽傍晚要在某便捷酒店和张勇相聚的，可是早晨起床后发现月经提前来了，于是发短信告诉张勇说："我来月经了，身体不舒服。一周以后再见吧。"

周六上午，同学们组织课外活动来欢乐谷玩，于是就发生了开篇的那一幕。同学们见到小丽痛不欲生，也就没有心思玩了，一起陪小丽回到学校。当天下午，小丽的月经就点滴皆无，同时出现了小腹坠痛、头痛，两胁、乳房、两眼胀痛等一系列症状。小丽气愤、委屈，身体和心理都十分难受，多次打张勇的电话都是关机。这一夜，小丽一宿都没合眼。周日整整一天，小丽都在身心的痛苦中度过，月经还是一点都没有，少腹、两胁、乳房、眼睛憋胀难忍，头痛如劈，又增加了肝区疼痛。

周一下午，在同学的陪同下，小丽来到门诊找我看病。听了她的叙述，我告诉她，女子月经的正常来潮，和肝、肾、任脉、冲脉、带脉等多脏器、多经脉都有密切关系，尤其是成年以后，和中医所说的肝的关系最为密切。

肝主疏泄而藏血，为女子先天之本

中医所说的肝，具有藏血而主疏泄的功能。**肝藏血，是说肝有贮藏血液和调节人体循环血流量的作用**。人在清醒和运动的时候，需要循环的血液量增加，就从肝内把血液调动出来，人在睡眠或安静的时候，需要的血液循环量减少，于是大量的血液就贮存在肝中，这就叫肝藏血。这一功能与解剖学所说的肝的功能大体一致。

有人曾做过这样的试验，把动物的肝脏切除后，将原本应当是进入肝脏的门静脉和腹部大动脉直接相通，心脏就会立刻胀大而静脉血淤积，动物很快就死亡了，可见肝对血循环量的调节作用是多么重要。

肝还有一个重要作用，在中医叫"肝主疏泄"，就是主管全身气的运动的疏通宣泄和精神情志的舒畅。气的运动，中医上习惯叫气机，也就是肝主管全身气机的疏通宣泄。气行则血行，气行则水行，全身气机的条畅，对血液循环、水液代谢以及所有的物质代谢，都起着促进、推动、激发和调节的作用。

肝主疏泄的另外一个功用就是调畅情志。肝气调达，则心情轻松愉快；肝气不舒，则心情郁闷烦躁；肝气上逆，则情绪暴怒难控。当然反过来，情绪不爽、生气郁闷的时候，也会影响肝的疏泄，而出现肝和肝经气滞血结的情况。

肝藏血而主疏泄，在中医里叫"肝体阴而用阳"。也就是说，肝本身属五脏之一，又有藏血的功能，五脏属阴，血也属阴，所以说体阴，但是肝又主管全身气机的疏通和宣泄，这又属阳性的功能，所以说用阳。女性月经能够周期性地来潮，一是和肝藏血的功能有关，二是和肝主疏泄的功能有关。因此在中医学术史上，有人认为女子以血为本，肝为女子先天。

小丽的月经期原本是 7 天，可是在经期的第二天，突然知道和自己交往了一年多的男友原来是个大骗子，那种暴怒、气愤到极点的情绪可想而知，于是怒则气上，血随气涌，血压暴升，就突然出现了昏厥，这就是人们常说的气昏了。如果是一个老年人，在脑动脉硬化的基础上出现这种情况，很可能会导致脑出血。

暴怒之后，肝气上逆，肝经气滞，于是月经也就中断了。和肝联系的经脉叫肝经。肝经经过少腹部，网络子宫，分布两胁，络胆属肝，过乳房，连目系，到颠顶和督脉相交。暴怒之后，整个肝经气滞血瘀，于是就在肝经的循行路径以及肝区出现了胀痛难忍的症状。

我对小丽简述了她月经突然中断以及出现这些症状的道理，并且告诉她，"别人已经伤害了你，如果你不能迅速地从这种愤怒郁闷的情绪中解脱出来，就会对自己造成二次伤害，而这个伤害对你健康造成的影响可能是终生的。"我给小丽开了平肝清心化瘀的中药，连用两周，胸胁胀满疼痛等症状才基本消失。但下次月经迟迟不来，又用了疏肝理气，养血调经的药物后才有了一点点月经。

其实小丽的情况并不是个案，每次门诊都能遇到类似的病人，甚至工作调动、生活环境变化、外地出差、工作学习压力增加，都能导致女性月经紊乱或痛经的发生。**所以奉劝年轻的女性们，尤其是在月经期是绝对不能生气的。其他惊恐、紧张等负向情绪也要极力避免。**

开车受惊吓，女孩收到了闭经这个沉重的"礼物"

女孩 24 岁，在某大学读研究生，因闭经一年半来门诊找我看病。

我问："莫名其妙就出现了闭经吗？"她说："以前我的月经一直正常，一年半以前，我拿到了驾照，爸爸给我买了一辆漂亮的别克。当时我的功课很轻松，论文还没有开始做，所以每天开着车在北京的环路上跑着玩。那天是我来月经的第三天。午饭后，我在二环路上正开着车，发现前面的那辆白色面包车开始画龙，心想前面的司机没准喝醉酒了，所以开车也摇摇晃晃的，还是离他远一点为好。刚想到这里，还没有来得及减速，前面的面包车就一头撞在了高架桥的柱子上，左侧车门反弹飞起来，似乎是从我的鼻子尖上飞过去的，'哐'的一声，就砸在了我的后备厢上。这一惊非同小可，我猛地一踩刹车，车停了，离事故车也就是几厘米的距离。我吓出了一身冷汗，同时小便也失禁了，全身绵软，怎么也没有力气打开车门下车查看。后来警察来了，我才知道前面的车确实是醉酒驾驶。打电话请爸爸赶来，才把我的车开回家。当天月经就一点都没有了。以往都是五六天才干净的，这次受到惊吓，不到 3 天就没了，从那以后到现在一年半了，再也没有来过月经。"

这又是一例经期负向情绪过激导致月经失调的例子。任何一种情绪，都会导致细胞、内脏、血管、内分泌、免疫机能等人体的生理活动发生变化。特别是在女性特殊的生理时期，生气、愤怒、惊吓等情绪过激，都可能会导致不良后果。当然这个女孩，经过中药的调理和治疗，后来月经也就渐渐地正常了。

负向情绪是女性特殊时期的无形杀手

张林 4 岁的时候，父母因感情不和离异了，从此之后张林与妈妈生活在一起，母子相依为命。一直到张林上大学住校前，都是妈妈搂着他睡觉。张林的大学在郊区，为了方便管理，校方要求本市的学生平时必须住在学校。张林住校后，妈妈对张林牵肠挂肚，只要张林一天不往家打电话，妈妈就会惦记，担心、焦虑到寝食不安、胃痛腹胀、心烦失眠的地步。只要周末张林回家，妈妈就可以安心地睡一晚。张林是个大孝子，大学毕业后，不敢到远的地方工作，就在家附近找了一个家居设计装潢公司上班，天天可以回家住，连中午都能回家吃午饭，于是妈妈的失眠焦虑也就渐渐痊愈了。

张林参加工作后，先后交过几个女朋友，都因为妈妈不同意而告吹。一晃张林就 39 岁了，后经人介绍，认识了 29 岁的杨芳。杨芳毕业于某师范学院的艺术专业，在一所中学当音乐老师，人长得漂亮，工作又很轻松，工资却不低，再加上业余时间教小朋友钢琴，课时费比工资还要高。这次妈妈没有再干涉，同意了他们的交往，两人谈了一年恋爱，就结婚了。

张林虽然结了婚，但还是离不开妈妈，妈妈也离不开他。新婚夫妇继续和妈妈住在两室一厅的房子里。不久，婆媳关系就紧张了起来，让张林左右为难。

小两口结婚半年后，杨芳怀孕了，丈夫自然陪她的时间多一些，可是婆婆常常指桑骂槐，说什么"大男人不要被狐狸精迷住了"之类很难听的话。杨芳感到在心理上受到了极大的伤害，生气郁闷，又不能发作，只能闷在肚子里，于是情绪低落，精神抑郁，天天偷偷地以泪洗面。她妊娠反应特别强烈，不断呕吐，几乎吃不下东西。怀孕近 5 个月时，杨芳已经明显地感到胎动，但她体重不仅没有增加，反而在下降，并且出现了心慌和心跳加速的情况，心率在安静的状态下每分钟都在 100 次左右，只要稍稍下地活动，就会达到每分钟 120 ～ 140 次，全身一点力气都没有，以致完全不能到学校上班上课。由于杨芳心慌心跳特别厉害，妇产科就建议她到其他科室检查。结果她由心内科转到内分泌科，被诊断为甲状腺功能亢进。

甲状腺功能亢进，简称"甲亢"，是很常见的内分泌疾病。我在临床见到的甲亢病人，其发病诱因几乎都和焦虑、紧张、郁闷、生气等负向情绪或者和工作生活压力太大有关，毫无疑问，甲亢属于心身性疾病的范畴。尤其是在妊娠期间，孕妇的内分泌发生变化，甲状腺机能和平时相比，原本就可能稍稍旺盛一些。但受到负向情绪的持续刺激，在妊娠的基础上出现真正的甲亢的概率，比平时会更高。由于甲状腺功能亢进，妊娠妇女的代谢旺盛，能量消耗就会增加，但又由于妊娠反应强烈，剧烈呕吐，吃不进东西，这就导致了入不敷出，体重下降，营养不良，可能直接影响到胎儿的发育。

更糟糕的是，孕妇患甲亢，在治疗上很是棘手，稍有不慎，就会影响胎儿的正常发育。所以内分泌科医生几乎不敢用什么药物，只是建议她到妇产科检查，随时监测胎儿的发育情况。就这样，杨芳又从内分泌科转回到了妇产科。

妇产科检查的结果是，胎儿与正常月龄的胎儿相比要小很多，推算的体重也和月份不符，说明胎儿也有严重的营养不良。杨芳听到这样的检查结论，心中更加焦虑不安，以致彻夜不眠。婆婆却冷言冷语地说："怀个孩子有什么了不起，哪有那么娇气的人！"

查出甲亢后大约过了一个月，杨芳就感觉不到胎动了，再到医院检查，妇产科医生说已经胎死腹中，需要手术引产。这个消息犹如晴天霹雳，杨芳彻底崩溃了。住院做了引产手术，引出了一个成形的消瘦男胎。这可把杨芳和张林心疼坏了。

是谁扼杀了这个还没有出世的小生命？直接的凶手是杨芳的负向情绪，是孕期生气导致了甲亢和剧烈的妊娠反应，导致孕妇营养不良，进一步导致胎儿营养缺乏而胎死腹中。所以我们把生气等负向情绪说成是女性特有生理时期的无形杀手，实在不是夸张和耸人听闻。

杨芳出院后，说什么也要和张林离婚，如果不离婚，就一定要搬出去单独住，不能再和婆婆一起生活了。但张林却认为，妈妈把他拉扯大不容易，他们搬出去，老太太就会抑郁焦虑。于是，小两口最终离了婚。

杨芳离婚后，运用中西医结合的方法，甲亢没多长时间就治好了。但抑郁和焦虑状态仍然一直伴随着她，情绪低落，思维迟钝，兴趣减少，全身乏力，而且月经紊乱，经量极少，在一定程度上影响到了她的工作。

有一天，她到门诊找到我看病，当我的学生问到起病的诱因时，她声泪俱下地讲述了上面的经历，跟我见习和实习的学生无不为之惋惜。好在经过治疗，三个多月后，她的抑郁焦虑症状基本消失，半年后月经也基本恢复了正常。

再后来，不记得过了多久，杨芳带着一个帅小伙来门诊，是为小伙子治疗咳嗽经久不愈的，西医诊断为变异性哮喘。杨芳兴奋地告诉我说，这是她新交的男朋友，从她脸上洋溢的甜美和幸福的笑容，我知道她又找到了真爱。

坐月子生气百分之百会引发各种疾病

在中国，妇女生小孩后需要一个月的休养，叫坐月子。在月子里，产妇气血不足，身体虚弱，抵抗力差，免疫机能低下，心理脆弱，还需要为宝宝哺乳，夜间因为要照顾宝宝，常常睡眠不足，更需要特别注意保持心情舒畅，情绪稳定。**一旦月子里生气、着急、郁闷，几乎百分之百会引发各种疾病。**

这是一个从河南农村来的女病人，既有双侧乳房的乳腺增生，又有子宫肌瘤和甲状腺结节，应当说这三种病都和内分泌失调有关，而内分泌失调，又常常与长期生气郁闷、情绪不爽有关。显然，这三种病也都可以归属于心身性疾病的范畴。还没有等到学生问病因，她就滔滔不绝地讲起了自己的遭遇。

她丈夫兄弟五个，丈夫是老五，四个哥哥结婚后，嫂子们生的都是女孩，有个嫂子竟然是连续生了三个女孩。等到他们结婚时，丈夫对她说："你一定要给我生个男孩，否则我们这个家族就没有续香火的人了。"好不容易怀胎十月，生出来的还是女孩，于是丈夫鼻子不是鼻子，脸不是脸。住院期间公婆一次都没有到医院看过她和孩子。她这就憋了一肚子气。出院后，他们两口子住的院子和公婆住的院子，只隔着一堵院墙，如果大声说话，隔着院墙都能相互听见。从医院回家不久，公婆院子里养的一头母猪下了一窝小猪，有公的，也有母的。一天早晨，只听婆婆在隔壁院子里大声对自己的丈夫说："老五呀，我养的猪都能生出公猪来，你们兄弟养的人怎么生不出一个带把儿的呢？"听了这话，当时就快把她气疯了，整个月子每天都是以泪洗面，首先是奶被憋回去了，尽管丈夫找医生给开了下奶的药，但是一点作用都没有，从此整个乳房就出现了很多硬硬的疙瘩或者条索样的东西，再后来医生就诊断为重症的乳腺增生，吃了多少药都没有作用。产后恶露一直不畅快，似有似无，小肚子坠痛难忍，而且身上一阵冷一阵热，医生说是瘀血发热。一直过了六十多天，这些症状才慢慢消失。

产妇分娩后，随着子宫蜕膜特别是胎盘附着物处蜕膜的脱落，含有血液、坏死蜕膜等组织，经阴道排出称为恶露。恶露持续的时间因人而异，平均约为 21 天，短的可为 14 天，长的可达 6 周。这个病人寒热症状和恶露不畅，持续了两个月，显然是不正常的。

病人接着叙述，随后再来月经的时候，经量越来越大，两年后每次来月经都会出血出到全身无力、严重贫血的地步，到医院检查说是有多发的子宫肌瘤，建议立即做手术，需要摘除子宫。而且，这一年还发现脖子疼、变粗，医院检查诊断为甲状腺多发结节。由于月子里生气过度，严重的乳腺增生、子宫肌瘤、甲状腺结节就这样形成了。

月子里生气带来的不良后果，对一个女性来说，实在是难以承受的。

气血失和，身体多处疼痛难平息

我们再来看另一位女士月子里生大气的后果。她也来自外地，高高的个子，看上去身体很壮，年龄是 52 岁，从表面上基本看不出这是一个病人。她一见我的面就说："郝老师，我是您的没有见过面的学生，为了治我的病，我已经在网上学习了您讲的《伤寒论》《郝万山说健康》《郝万山话中医》，见到您我就像是见到了久别重逢的老师，有很多问题和疑惑要问您。"

她告诉我，年轻时原本是专业的排球运动员，身体素质一直很好。17年前生完小孩，在坐月子期间，妈妈来家照顾她。她先生是一个外企的高管，在国外学习生活了多年，观念里有很多和中国传统相抵触的东西，比如他就不赞同生过小孩之后要坐月子这种说法，说国外妇女生完小孩，几天后就可以上班。再加上孩子出生后的那段时间，因公司业务需要他到国外出差，这样就引起了丈母娘的怀疑，为什么在女儿坐月子期间他要出差，是不是在国外另有家室？还说女儿真傻，女婿要不是外面有人，怎么会在坐月子这么重要的时间段里出差呢？最后害得小两口真的吵起来，甚至差点毁了他们原本很是幸福美满的婚姻。好在丈夫最终做出了让步，没有出国。

虽然生活上平静下来了，但遗憾的是，她的身体却出现了很大的麻烦。一是两胁疼痛，从里往外隐隐作痛。我说这叫气滞肝经，伴有肝血瘀滞。她介绍说找针灸大夫治疗后也能好一阵子，可过不了多久就又会疼。而且只要有点事情一着急，就马上会疼；二是身体开始出现多处肿痛，早晨起来是头面部和上肢肿，到了下午是腿和脚肿，但这种肿又按不出坑，肿得最严重的是左臂，明显比右臂要粗，在腕关节处都能看出一个明显的肿块，并伴有压痛。到医院检查并没有发现内脏方面的病变，医生也不能解释这种按不出坑的肿胀和左腕关节处的肿块到底是怎么回事。

我告诉她这应当是气滞之后，影响了三焦的代谢。

守护生命的元气通道——三焦

所谓三焦，古人起的这个名字，就已经告诉了我们它的功能。元朝有个叫戴侗的人，写了一本书叫《六书故》，书中讲"焦，爇之近炭也"。意思是把食物或者物体烧烤到接近炭化的程度。这个过程也就是燃烧的过程，就是物质转化、能量转换的过程。

"三"字在汉语中的第一个意思是多。请你三思，就是请你多次反复思考。**"三焦"的第一个意思就是，人体多处具有物质代谢、能量转换的场所，人体的每一个细胞、每一个器官都有物质代谢、能量转化，因此人体处处是三焦，人体无处不三焦。**但在中医的经典著作里，没有用物质代谢、能量转化这样的词汇来讲解三焦的功能，而是说，三焦是水火气机的通道，是气化的场所，是元气之别使。水是物质的，中医说的元气和火，就是热量和能量。语言表述古今不同，意思是一样的。所以这位女士的四肢和头面按不出坑的肿痛，就是细胞代谢不畅，也就是气机不畅之后，三焦代谢不畅，水湿痰浊等代谢产物停滞的表现，用舒气化浊、畅达三焦的方法就可以改善。

当然，"三"在汉语里的另外一个意思就是数字三。上焦如雾，中焦如沤，下焦如渎，是说上部心肺的代谢特征，是布散营卫之气，宣达五谷营养的精华，就像布散雾露一样；中部脾胃，就像一个大的发酵池，腐熟水谷，分别清浊，化生营养；下部大肠膀胱等，就像污物处理厂、污水处理厂一样，排污泄浊。上中下三个部位的物质代谢、能量转化特征，合起来也叫三焦。

可是这位女士说，她还有一个最为痛苦的症状，就是四肢的关节、肌肉都痛得十分厉害，平时待着就疼，遇冷或着风就更痛。尤其是十个手指关节，绝对不能碰凉水、吹冷风，夏天只要在有空调的房间就必须戴手套，不戴就会疼痛加重。如果伸手进冰箱拿东西没有戴手套，那后果就更严重了，手指会疼到不能忍受。去了多家医院，看了很多医生，实在记不清抽了多少血去化验，可就是查不出问题所在。只是确定不是风湿，不是类风湿，也不是痛风，没有合适的药物可以治疗。扎针、放血、拔罐、刮痧、推拿都试了，也用了各种吃的、泡的药，手都快练成铁砂掌了，可是疼痛就是不见好。平时疼痛加重不能忍受的时候，她只能用艾条灸，手指都给熏黄了，也只能是暂时缓解，严重影响了她的正常工作和生活。不得不关闭了她亲自创办的公司，遣散了和她共同奋斗近10年的几十名员工。如今儿子已经17岁了，她的病程也整整17年了。这些年的时间基本上都消耗在看病上，并由此开始学习中医，看了大量的中医书籍，在网上听了多遍我讲课的视频，决定从外地来北京见见我本人。

她问我："四肢、头面的肿胀可以用三焦代谢不畅来解释，肌肉、关节的疼痛又怎么来解释呢？"我说："任何一种情绪的波动，都会导致细胞、血管、肌肉、器官的功能发生改变，你在坐月子期间气血虚弱、心理脆弱的情况下生了大气，导致了血管、肌肉收缩和舒张调节功能的失调，遇到寒凉或者凉风，正常的人，血管和肌肉有自动调节到适应外环境的能力，而你的这种自动调节能力已经失调或者下降，不仅调节不过来，反而出现了血管、肌肉的收缩痉挛，于是就出现了难以忍受的疼痛。这在中医上就叫气血失和或者叫营卫失和。"

她的病情十分复杂，既有肝气郁结，又有痰水留滞，还有营卫不和，再就是情绪不稳、心烦失眠，这是心神不宁的表现。于是我组合了疏肝、通络、化浊、宁神的中药复方。

幸亏她的基础体质不错，年轻时曾经是专业的运动员，更为关键的是严格遵守医嘱，控制情绪，不生气，不动怒。不到两个月，手疼身痛的症状就缓解了，半年后身肿也完全消失了，睡眠正常，情绪稳定。

她的感受是，用药后并不是立竿见影地出现效果，而是发现自己心态平静了，遇到过去一定要生气的事情，现在居然也不会生气了，而且能够运用理智去处理，去化解。就在不知不觉之中，有一次她伸手进冰箱拿东西，忘了戴手套，惊奇地发现，手居然不怕冷了，不痛了。用凉水洗衣服，居然也不再痛了。这些变化，连她的丈夫都感到不可思议。她深有感触地说："我的病已经 17 年了，原来认为可能要痛苦一辈子了，真没有想到居然还能够治好。"

月经、妊娠、产后、哺乳，也包括围绝经期前后，这都是女性特有的生理时期，正是女士们身体虚弱、心理脆弱的时期，在这些时期生气、愤怒、惊恐等负向情绪，对女性的伤害，远远要比其他时期厉害得多。

各位女性朋友，为了自己的健康，为了使爱你的人心安，为了你的家庭和一生的幸福，请你在特殊的生理时期，一定要控制情绪，稳定心理。在此，我呼吁家中和单位的所有成员，对处于特殊生理期的女性，请给予更多的关爱和包容。

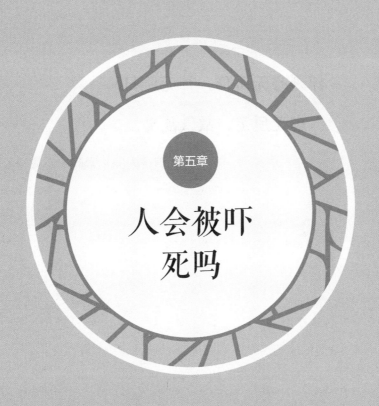

第五章

人会被吓死吗

惊则心无所倚，神无所归，

虑无所定，故气乱矣。

——《黄帝内经·素问·举痛论》

自己的潜意识、乐观情绪以及战胜疾病的自信心，
才是解放自调机能的关键，才是使各种疾病康复的最好
的药剂。

人们常说："真是吓死人了。"人到底能不能被吓死？人为什么能被活活
吓死？人怎样才能不被吓死？有人可能觉得这些问题很可笑，甚至无聊，其
实这是严肃的关乎人生死的大问题。

人被活活吓死，大体有两种情况：一是突然的不能承受的意外惊吓导致
的即刻死亡；二是持续的恐怖情绪刺激，导致精神崩溃，人体的调节机能瘫
痪，引起多脏器功能的逐渐衰竭而死亡。

恶作剧竟然吓死了人

美国的《生物心理学》杂志曾发表过心理学家克拉特的一个心理学试验
报告，报告中说到这样一件涉及法律诉讼的案件：

在美国一所大学里，有几个大学生搞了一次恶作剧。一天深夜，他们将
一位朋友在毫不知情的情况下突然装进了布袋中。几个人谁也没有说话，抬

起这个布袋子，来到一个火车站的附近。他们选择了一条早已经废弃的铁轨，将这位可怜的朋友横放在铁轨上，然后几个人蹲在一旁看笑话。就在这时候，不远处传来火车行进的隆隆声，只见横放在铁路上的朋友开始拼命地挣扎起来。他完全不知道他躺的这条铁轨已经废弃，火车只是从他身旁的铁轨通过而已。随着火车越来越近，大地和铁轨的震动也越来越剧烈。几位搞恶作剧的大学生发现，当火车离这位朋友还有近百米的时候，那位可怜的朋友反而突然静止不动了。隆隆的火车带着刺耳的呼啸声和金属撞击声驶过，并迅速向远方驶去。等火车驶过之后，几个大学生来到朋友身边，打开布袋时发现，他们闯下了大祸——朋友已经死了。这是一个不能承受意外惊吓而导致即刻死亡的典型案例。

有心理学家认为，很多从高层建筑上跳楼轻生的人，或者因事故从高空坠落的人，其实在落地之前就已经死掉了，是因为突发的惊吓而即刻死亡的。当场被吓死的个案并不少见，而因持续的恐怖焦虑情绪，最终导致精神崩溃，人体的调节机能瘫痪，多脏器功能衰竭而死亡的，也大有其人。

对癌症的持续性焦虑危害远大于癌症本身

20世纪60年代，为执行把卫生工作的重点放到农村去的政策，各地医学院校开始培训农村医生，当时叫赤脚医生。从小就向往医生职业的26岁农村青年小韩，经过推荐和选拔，在省城的医学院进行了一年的培训。他回到家乡后为父老乡亲们治病兢兢业业，风雨无阻，除了各科的小毛病要做初步的诊断和处理，还要负责接生和人工流产，是地地道道的全科医生，深得乡亲们的爱戴。

也许是因为长期劳累体力精力消耗太大，也许是接触病人太多，小韩被致病微生物感染了。

半个月来天天发热，伴有咳嗽，偶尔痰中还有血丝。但他依然坚持出诊，结果有一次一下子晕倒了，人事不省。

等他苏醒过来的时候，已经躺在了县医院的病床上。他看到挂在输液架上的液体，一滴一滴地流入体内，感到全身酸痛，极度乏力。满脸愁容的妻子，正坐在床边看着他。小韩环顾四周，三张简易病床的病房，只有他一个病人。

不知过了多久，病房门开了，村主任进来看到小韩醒了，安慰他说："小韩，你为了乡亲们的健康，把自己累倒了，一定要好好休息。"随后对小韩妻子说："你出来一趟，医生找你。"

妻子和村主任出去了，小韩隐隐约约听到医生和他们断断续续的对话。"他得的是什么病呀？"是妻子的声音，听得比较清楚。"我们先用抗感染治疗试试看……晚期肺癌不能除外……"这应当是医生在回答，声音很小。但后面"不能除外"四个字，小韩没有听清，只隐约地听到"晚期肺癌"这四个字。虽然声音极小，但这对小韩来说，犹如晴天霹雳一般，心中一阵狂跳。在他的脑海里，立刻浮现出在省城医学院的附属医院见习的时候，一个个晚期肿瘤病人痛苦离开人世的场景。霎时间他一身冷汗，湿透了内衣。"我们村都依赖他给大家看病呀，医生，你们一定要把他救活呀。"这是村主任在说话，声音很大。"你们千万不要把病情告诉他，他很容易紧张的。"这是另一个村民在说话，声音更大。自此小韩极度焦虑紧张，终日茶饭不思，彻夜难眠。

经过两周的抗感染治疗，小韩的发热退了，但咳嗽并没有减轻，时时感到胸闷憋气，甚至呼吸困难。他心中暗暗想，只有肺癌才会这样，肺癌引发的咳嗽是没有办法减轻的。

出院回到家里后，乡亲们纷纷来看他。有的说："好好养着，想吃什么就吃什么，不要在乎钱。"有的说："乡亲们还等着你给大家看病呢。"这些平常的话，在小韩听来，都成了大家知道他得了绝症之后告别的话。他暗暗地想："我肯定是得了绝症。从发热咳嗽到现在，也就是一个多月，体重竟然减轻了11千克，从镜子里看，已经完全脱相了，全身一点力气都没有，下地到卫生间的几步路都走不动，不是癌症，体重怎么能减轻这么快？体力怎么能够消耗这么厉害？"

经过几天极度恐惧焦虑之后，他开始冷静了下来，对妻子说："咱们还没有孩子，我走后，你不要在韩家守着了，找一个好人家再嫁出去。我不能陪你白头到老，对不起。"他的妻子其实并不清楚小韩是不是真的患了癌症，虽然县医院的医生曾经告诉过她，要做好最坏的心理准备，晚期肺癌不能除外。但她今天却明显地意识到，丈夫是在清清楚楚地交代后事，丈夫是医生，自己肯定清楚得的是什么病。于是她再也控制不住自己的情绪，第一次当着小韩的面失声痛哭。

小韩见妻子哭成这个样子，心里更肯定了自己得了绝症的判断，一定是医生给她做了明确的交代，否则妻子为什么会哭成这个样子呢？从此小韩的心就彻底绝望了。

于是有一天，小韩认真地对妻子说："我在省城学习的时候，医学院非常缺少学生学习用的解剖标本和肿瘤的实物标本。等我死了以后，请乡亲们和医学院联系一下，把我送到医学院的解剖室，让学生们有机会看看夺去一个人生命的肿瘤究竟是什么样子，也让我为医学教育做最后一点儿贡献。"

从此小韩除了偶尔喝一口水，基本也就吃不下什么东西了，而且已经完全无力下地，大小便都是躺在床上，由他的妻子护理。两周后，由于全身机能的衰竭，他平静地离开了人世。从发热开始到去世，也就刚满两个月。

乡亲们遵照他的遗言，把他的遗体送到了省城的医学院。村主任特别对解剖教研室主任谈了小韩的遗愿。半年以后，小韩妻子收到了医学院解剖教研室主任的信，信中说，在小韩的全身没有找到任何肿瘤，肺部的炎症已经基本吸收。从解剖学的角度来看，小韩的死因不明。

小韩的妻子和乡亲们怎么都想不明白，好好的一个人，没有癌症，怎么两个月就死了呢？我告诉大家，小韩是被自己持续的对癌症的恐惧情绪活活吓死的！也就是说，他是被自己的绝望情绪夺去了生命！

其实这样的例子屡见不鲜。有报道说，一个平日看起来很健康的人，偶尔去做了个全面的身体检查，结果发现得了癌症。第二天，这人就起不了床了。不超过 3 个月，就医治无效死亡了。因为人们都知道当前癌症还是不治之症，或者是难治之证，得了癌症就等于判了死刑，只不过缓期执行而已。当医生把这位死去的患者解剖后才发现，所谓的恶性肿瘤竟然是误诊。也就是说，他是被自己活活吓死的。

现在国内外医学界的许多专家都认为，肿瘤病人的死亡，一部分是过度治疗致死的，过度化疗会被毒死，过度放疗会被烧死；另有一大部分是自己把自己吓死的；只有一小部分人，才真正是因为肿瘤的发展导致死亡的。

在国际上，医学家已经确认，病人应对癌症的诊断和治疗所引发的慢性的持续性的焦虑，对健康的损害要远远快于并大于癌症本身对健康的损害。

一个极度恐惧导致精神崩溃的心理实验

有一个心理学上非常有名的实验。印度的几位心理学家想看看心理暗示的威力究竟有多大，于是费尽九牛二虎之力，说服了警察局和法院，帮助他们找到了一位判了死刑即将被处死的罪犯。这是一个很残酷的实验，因为可能会把人活活吓死。

这几个心理学家和警察商定好实验程序，让警察把罪犯带到一间光线昏暗的屋子里，郑重地宣布："根据你所犯的罪行，高等法院 × 字第 × 号判决书，已经宣判了你的死刑，并已经向你宣读，今天我们根据法院的判决执行死刑，本次死刑执行的方式是让你把血流干而死。"

法警把罪犯捆到床上，将其手臂伸出床外固定好，并将罪犯的视线用隔板隔开。化装成医生的心理学家拿着一把明晃晃的手术刀，伸到罪犯眼前晃晃说："我现在就用这把刀切开你的动脉血管。"说完就用锋利的手术刀在罪犯的手腕处划了一下，犯人立刻感到一阵疼痛，一股热血从自己的手腕部流了出来，随后他听到了自己的血滴在金属盆中，发出恐怖的滴答、滴答的声音。旁边几个化装成医生的心理学家还时不时地说："有三百多毫升了。"过一会儿再说："已经小半盆了。"犯人的脸色越来越苍白，再过一会儿，犯人的呼吸越来越微弱。不到两个小时，犯人真的死了！他面色苍白，嘴唇和爪甲毫无血色，全身冰冷绵软，解剖后发现与大失血休克所导致死亡后的尸体情况完全一样。

实际上实验者并没有划破罪犯的动脉血管，只是划破了皮肤的毛细血管。人体的毛细血管断裂后，断端的血管壁会自动收缩，血液中的血小板也会在出血部位自动凝集，这样的出血很快就会自行停止。

罪犯听到的自己的鲜血滴在盆子里的声音，只是心理学家和警察在犯人床边放了一个金属盆，用事先已经准备好的滴漏，将水一滴一滴地滴到金属盆里的声音。犯人就这样在不长的时间内，由于极度恐惧，精神崩溃，活活被吓死了。

实验过后，心理学家大惑不解：这个罪犯是怎么死的呢？究竟算是他们执行法院的死刑宣判而把他处死的，还是因为他的精神崩溃而自杀的？是他杀，还是自杀？

在第二次世界大战的时候，法西斯医生也做过同样的实验，被测试者也在两个小时内被吓死了，死后的状况惊人的相似。只不过被测试者不是死刑犯，而是无辜的平民。

人会被吓死，并不是空穴来风

几十年前，国外一家物流公司的司机正在一台大型冷藏车中搞清洁，突然一阵大风，把这台冷藏车的车门关死了。冷藏车是运输冷冻食品的，里面没有设计打开车门的机关。那个时候还没有手机，这家物流公司的工作人员又极少，当天没有人知道他被关到了冷藏车里。等到第二天要启用这台车装货的时候，打开车门一看，发现这个人已经冻死在车里了，他全身僵硬冰冷地躺在车子的地板上，面部看上去完全是人被冻死时的特异表情。人们在车子的地板上，发现了这个人歪歪扭扭地写着三行遗言。第一行，寒冷已经冻僵了我的双腿。第二行，寒冷已经侵袭了我的腹部。第三行，寒冷即将凝固我的心脏，亲人们！朋友们！永别了。这显然是描述他在低温的冷藏车里，被冻死的全过程。

可是当大家冷静下来以后，惊异地发现，这台冷藏车可以靠蓄电池来供电的冷冻机根本就没有启动。可是当天夜间的最低温度在 15 摄氏度，这个温度是冻不死人的。他是怎么死的呢？当车门被关上之后，他在黑暗之中完全乱了方寸，极度恐惧和焦虑，使他连冷冻设备是不是在启动都忘记了去思考，就这样自己把自己活活吓死了。

这样的案例，属于持续的恐怖情绪刺激，导致精神崩溃，自我调节机能瘫痪，多脏器功能衰竭而死亡。

毫无疑问，人是会被吓死的。**人们通常所说的"吓死人了"，并不是空穴来风的夸张**。

医学工作者研究发现，意外惊吓，是对人的精神的一种极其强烈的刺激，这种强烈的刺激可以使人体内的交感神经产生强烈的反应，大脑会迅速指令肾上腺分泌大量的肾上腺素。肾上腺素是人体应急的"勇士"，也可以叫应激激素，当然还有一些其他的和肾上腺素作用类似的应激激素产生。这些应激激素进入血液，能使心跳加快，血液循环加速，血压升高，为身体提供充足的血液供应，促使肌肉快速伸缩，以便做出逃避危险的行动。这一系列的自动反应，在医学上叫应激反应。

但如果肾上腺分泌的肾上腺素和同类应激激素太多，血液循环过快，就像洪水泛滥或者海啸一样冲击心脏和全身，使心肌纤维撕裂，心脏出血，心室的肌肉纤维发生纤颤，导致心脏突然停止跳动而死亡。在中医上我们笼统地称之为"惊则气乱"，气机逆乱，闭塞清窍而死亡。

国外医学研究人员在对被突然惊吓导致即刻死亡者的尸体解剖时发现，死者的心肌细胞均受到不同程度的损坏，心肌中夹杂着许多玫瑰色的出血斑。

如果反应发生在脑部的主要部位，就会由于血管痉挛而出现急性的脑梗死，也可以导致人死亡。这就是人会被突发的不能承受的意外惊吓而吓死的原因。

人为什么会被持续的恐惧情绪刺激死亡？这是由于持续不断的恐惧情绪，使肾上腺持续大量地分泌肾上腺素等应激激素，这种化学物质大多数时候对人体是有害的，当肾上腺素等应激激素积累到一定数量时，不仅会损害心肌细胞，出现出血性的玫瑰红斑，还会损害多脏器如肺、肝、肾、胃肠等内脏器官，导致多脏器功能的受损甚至衰竭。前面我们讲的断肠人，惊恐之后所出现的小肠穿孔、阑尾穿孔、胃穿孔、胆囊穿孔，也都是这个机理，只不过这些器官的损伤还不至于导致人的即刻死亡而已。

人体的自调机能是健康的保护神

从中医的角度来说，经久持续的恐惧、焦虑情绪，会导致人体气的运动完全紊乱，人体的自我调节机能完全瘫痪。**人体的自我调节机能是与生俱来的，是生物在精妙的进化过程中大自然所赐予的，是自动优化调节人体健康的，是人体最重要的生理机能，是人体健康的保护神。**

自调机能的作用主要有四个：一是调节体内各器官之间的协调性和稳定性；二是调节人体对外部环境的适应性和顺应性；三是抗御内生的或外来的各种致病因素；四是对疾病或健康失调自动进行康复和修复。

现在由于人的极度恐惧和焦虑，完全抑制了人体健康保护神的机能，自调机能不仅不能抗御病邪，起到自动康复和修复的作用，就连维持基本的生理活动能力也丧失，彻底瘫痪，于是人的生命也就结束了。

既然知道了人确实能被吓死，现在就要回答，人怎么才能不被吓死。

对于突发性的恐怖事件，如果是人为的，我们只能奉劝人们，任何时候都不要用过头的、出格的恶作剧来吓唬人，以免造成不可挽回的、后悔终生的后果。像美国大学生将不知情的朋友装在布袋里放到废弃铁道上的恶作剧，千万不要做。

提倡人们多做善事，不做恶事，遵守人们共同需要的和谐稳定的生存环境所必需的规则和制度。正所谓"不做亏心事，不怕半夜鬼叫门"。不做坏事，就会淡定坦然，心情宁静，没有情绪的干扰，就会拥有健康。这也是古今中外的养生家都要强调养生必须修德的道理所在。

对于被吓的人，我引用《黄帝内经》里的话来讲就是"思胜恐"，通过冷静的思考来战胜盲目的恐惧。

我举一个例子。在西瓜成熟的季节，瓜农都会在地头搭一个窝棚，24小时值守，以方便路过地头的人随时买瓜。一个瓜农，偏偏在这个时候得了重病，不能到地里守夜。他的儿子刚刚13岁，就自告奋勇代父守夜。这个孩子虽然个子不矮，但毕竟年纪还小，单独在野外守夜，心中还是有些胆怯。半夜，他听到地头传来有节奏的声音，从瓜棚往外一看，在朦胧的月光下，一个头戴白色高帽，吐着长长红舌的无常鬼，一跳一跳地朝着窝棚跳了过来，他着实吓了一跳。正在惊慌失措的时候，他突然想起，听老人们说，鬼走路的时候和人不一样，是跳着走的，而且是没有声音的，这个"鬼"虽然也是跳着走，但声音很大，肯定不是鬼，而是人，心想："是人我就不害怕，肯定是人假装鬼来吓唬我的，那我就来吓唬吓唬他。"于是他拿起长长的切西瓜的刀冲出瓜棚，大喊一声："我砍死你这个鬼！"吓得那个"鬼"马上喊："别别！是我，我来陪你守夜。"原来比他大几岁的邻居大哥，想试试这个男孩子的胆量，就用白纸糊了一顶高帽子，嘴上粘了一条长长的红纸条，搞了这样的恶作剧，不料"原形毕露"。

这就叫"思胜恐"，这个男孩通过理智的思考，战胜了盲目的恐惧。

"非典"的启示：看透生死反而不会死

对于疾病，尤其是对人们认为的不治之症或者是难治之证的恐惧，是加速死亡的最常见的现象，也是一种负向的自我心理暗示。

在某肿瘤医院呼吸科病房的走廊，两个病人迎面走来，突然同时停了下来打量对方，异口同声地说："你是×××，你怎么在这里？"

原来这两个人是中学时代的同班同学。高中毕业后，甲考上了某政法学院，做了行政官员；乙考上了某农业学院，在林区做了森林养殖管理的工程师，后来就没有再联系过，也没有再见过面。在他们55岁的时候，先后查出了肺癌，而且都是小细胞癌，又先后住到了这所著名的肿瘤医院进行系统的化疗。近40年没有见面的老同学，在肿瘤医院的楼道里不期而遇，又是同病相怜，真是百感交集。

经过系统的化疗，两个人化疗后肺部的肿瘤都明显缩小。几次化疗期间，甲看到两层楼的肺部肿瘤病房的病友们一个个都死了，他每天担心焦虑，虽然已经出院回家，但是几乎天天给医院的病房打电话，询问又有谁死了，而且每3个月都要回医院检查是否复发。他整天想着自己是一个病人，是一个被判了死刑、等待着缓期执行的病人。

乙回到他工作了大半辈子的林区，向领导申请划拨给他一个没有开发的小山包，让他去研究果树的品种改良。领导想，对一个重病的人的申请是不能拒绝的，就同意了乙的要求。乙在小山包上盖了一间草房，每天都用简陋的工具开山、挖坑、种果树、剪枝、施肥、嫁接……吃住全在山上，一干就是10年，看着满山的果树，累累硕果，真是心花怒放，早就把自己曾经患过肺癌的事情忘到了九霄云外。后来他得知，他那个老同学甲，在他们出院分别后不到一年就死了。

这就是因为甲的应激激素分泌过多，损害了免疫系统的完整性，降低了吞噬细胞对癌细胞的杀伤能力，削弱了人体抵御威胁健康的各种因素的能力。用我的话来说，就是紧张、焦虑的情绪，抑制了自我调节机能，自我调节机能低下，康复和修复能力减退，于是完全康复也就无望了。

2004年，我到台湾参加台海两岸防治SARS（非典型性肺炎）的学术交流会。听几个2003年在治疗SARS第一线工作过的医生说，根据他们的观察，那些心理承受能力差，住院以后明显表现出恐惧、焦虑的病人，吃不下，睡不着，负向情绪严重干扰了新的免疫机制的建立，这些人几乎都死掉了。但那些看透生死、满不在乎、相信自己一定能够战胜疾病的人，能吃能睡，新的免疫机制很快建立，基本上都康复了。也就是说，怕死的常常会死，不怕死的反倒不会死。

解放自调机能，方得养生真谛

病人千万不要忽视自调机能的潜能，而将全部希望都寄托在医生身上。**自己的潜意识、乐观情绪以及战胜疾病的自信心，才是解放自调机能的关键，才是使各种疾病康复的最好的药剂**。所以，在西方发达国家的医疗手段中，早已经把心理疗法应用在癌症和其他许多难治疾病的治疗过程中，以降低病人预期性的恐惧反应。

2003 年，在治疗 SARS 的医院中，也很快增加了心理疏导这项措施，明显降低了死亡率，同时使用了能够平复情绪的药物，如中药逍遥散、柴胡疏肝散、小柴胡汤、温胆汤等，都确实能在调节情绪方面起到很好的作用。

自我心理暗示能加重病情的发展甚至导致死亡，同样也能促进疾病好转以至痊愈。可见调控情绪，保持淡定、宁静、积极、充满信心的心态，是防止被癌症和难治性疾病吓死的根本途径。

国际上，科学家找到的提高自控情绪能力、改善紧张焦虑情绪的良药，竟然是锻炼身体！对起步者来说，锻炼对意志力的效果是立竿见影的。15 分钟的跑步锻炼，就能降低巧克力对节食者的诱惑，降低香烟对戒烟者的诱惑。长期的体育锻炼效果更加显著，它不仅能缓解日常的压力，还能像百忧解一类药物一样抵抗抑郁和焦虑。最重要的是，运动能提高心脑的整合功能，提高控制情绪的能力和克服负向情绪的意志力。

这就回归到了我一直提倡的养生的关键问题，就是"心要静，身要动"。

心要静，静能生慧，用智慧处理各种问题，就会游刃有余，无往而不胜。身要动，动能生阳，阳气旺盛，脏腑和调、气血流畅、代谢通达，则百病不生。心理和身体的承受能力提高了，就可以做到临危不惧、处变不惊，虽泰山崩于前而色不变，麋鹿兴于左而目不瞬。这也就大大减轻了各种恐怖事件对自己的伤害，也就是胆子大了，就吓不死了。

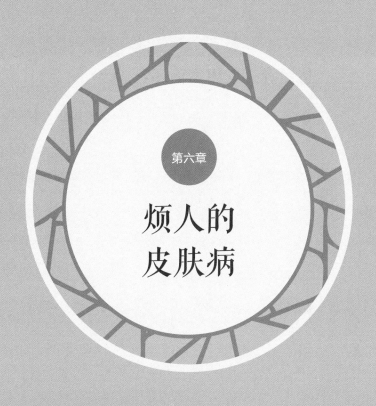

第六章

烦人的
皮肤病

愁忧者，气闭塞而不行。

——《灵枢·本神》

尽管皮肤病多种多样、千奇百怪，原因涉及遗传、环境、饮食、药物、其他疾病等多方面因素，但保持心情的轻松愉快、情绪的平稳淡定，是促进所有皮肤病的好转和防止其复发最有效的方法。

爱美之心，人皆有之。如果一个人患了各种各样的皮肤疾病，尤其是长在脸上或者身体其他暴露的部位，那是一件很令人烦恼的事。可是大家知道吗？许多皮肤病的形成、发展、加重、减轻，居然也和情绪有着密切的关系。正因为如此，在治疗上才特别困难，于是医学界就流传着"外科不治癣，内科不治喘"的说法。这里的癣当然是泛指皮肤疾病，意思是说皮肤病和哮喘病都是很难治疗的疾病，因为医生可以治你的病，但把控不了你的情绪呀。

所以我特别提醒大家，在你接受皮肤病治疗的过程中，保持心情的轻松愉快，对于康复是至关重要的。其实我原来也没有意识到皮肤病与情绪有多大的关系，但是通过对一些病人的观察以后才留意到了这个问题。

脂肪瘤为什么神奇地减少了

一位年富力强的教授级高级工程师，在肚脐左下方，有一个网球大小的脂肪瘤。他曾经到皮肤科去看病，医生看过后，建议手术摘除。不过医生又说，如果不影响功能活动，也可以不用理它。于是，这位高工的脂肪瘤一直存留了20年。近3年来，他连续主持多项重大的自动控制项目的设计，工作任务紧、要求高、压力大，他从小就是一个力求完美的人，对所有的事情都要求十分严格，甚至达到苛刻的程度。上下级的工作配合，常常不能使他满意，于是他经常感到烦躁、失眠。

一天傍晚下班回家后，他感到太累了，全身不舒服，肌肉拘紧难受，就到楼下的按摩店做全身按摩。按摩技师说："先生，你的后背、肚子、胳膊和腿上长了很多小脂肪瘤。"他自己一摸，可不是嘛，真的是到处都有脂肪瘤，虽然不大，有的像黄豆粒那么大，有的像蚕豆那么大，也比较软，但是这么多，还真把他吓了一跳。长在自己身上，自己过去怎么没有注意过呢？是什么时候长出来的呢？第二天他就急忙到医院皮肤科看病。医生说："大的脂肪瘤可以手术摘除，这么多小的，不可能都动手术，也没有其他治疗办法，反正不影响性命，你就观察看看吧。"

情急之下，他让弟弟带着来到我的门诊。他弟弟是北京中医药大学的毕业生，只不过毕业后没有从事临床治疗工作。他问我："郝老师，你有没有可以消掉脂肪瘤的药方？"我说："我没有消掉脂肪瘤的药方，你还是另请高明吧。"

病人说："先不管脂肪瘤了吧，反正皮肤科医生说了，皮下的脂肪瘤要不了命。当前要命的是我这些日子失眠非常厉害，心烦气躁，已经和领导吵了好几架了，而且食欲不振，吃不下饭。你先帮我治治失眠吧，我只要睡好觉，情绪就稳定了，工作效率能提高一些，感觉不这么难受就行了。"

我看到他舌质很红，舌苔很厚，张开嘴，口臭喷人。这些现象都是紧张焦虑的情绪抑制了自己的调节机能和代谢机能的表现。从中医的角度来说，叫气机郁结，痰浊内阻，三焦不畅，心神不宁。于是我给他开了行气、活血、化浊、安神的汤药，以后每两周复诊一次，连续治疗三个多月后，他的失眠、焦虑、乏力诸证基本痊愈。令人意想不到的是，他全身除了几个大的脂肪瘤没有变化外，那些小的脂肪瘤居然消失或者减小了。

关于脂肪瘤的成因，现代研究一般认为在患者体细胞内存在一种脂肪瘤致瘤因子，在正常情况下，这种致瘤因子处于一种失活、休眠状态，没有活性，就不会发病。但在各种内外环境的诱因作用下，比如过度劳累、情绪不佳时，就会导致机体抵抗力下降、免疫功能下降，免疫细胞对脂肪瘤致瘤因子的监控能力下降，再加上体内慢性炎症的刺激、脂肪代谢异常等诱因的作用，脂肪瘤致瘤因子活性增强，与机体的正常细胞中某些基因片断结合，就形成了基因异常突变，于是正常的脂肪细胞与周围的组织细胞发生异常增生，导致脂肪组织沉积，从而形成脂肪瘤。简单地说，这是自身的调节机能下降、代谢失调的结果。

通过药物调控情绪，安神定志，促进代谢，解放病人自己的调节机能和代谢机能，应当是预防和治疗脂肪瘤的途径之一。

郁闷焦虑使皮肤淀粉样变顽固难愈

更令我和学生们感到意外的是另一例皮肤病病人。这是一个中年男子，从外地专程来京看病，他诉说，他得皮肤病十几年了，久治无效，心情很是郁闷。说罢就把他的上衣脱掉，我们看到他的后背和两上肢的外侧，布满了密密麻麻的高出皮肤的粗糙发硬的黑色小疙瘩，皮肤表面极其粗糙。而两下肢的外侧也全是这样的皮损，跟我实习的学生们大为吃惊。因为这种病他们只是在皮肤病的书上见到过图片，叫皮肤淀粉样变，并没有亲眼见到过这么严重的病人。

我没有专门研究过这种病的治疗方法，也很少见到这样严重的病人，在治疗上心中无数。既然心中无数，我的原则是绝不能蒙病人。于是我说："我在治疗皮肤病方面没有经验，请你到挂号处，把我的号退掉，换成皮肤科专家的号来治疗。"说着，我就在病人的挂号条上写上"请退号"三个字。

不料病人直率地说："你不会治皮肤病没有关系，那就不用管皮肤病的事，反正已经十几年了，我还有其他病，看看你能不能治疗。"我说："你还有其他什么不舒服的症状呢？"他说："经常心烦着急、爱发脾气、失眠多梦，遇事总是纠结、放不下，就连今天要来你这里看病，昨天晚上就一直惦记着，能不能挂上号呀？能不能看上呀？一宿翻来覆去地想，就是睡不着。"我说："我可以试试看。"我看了他的舌象和脉象。舌质很红，这是里有郁热的表现；舌苔白厚，这是体内有痰湿阻滞的特征；脉象弦细，这是气郁的表现。于是我给他开了疏肝气、清心火、畅三焦（就是促进代谢）、化痰浊、安神志的中药处方 14 剂。我说："你觉得服药以后，有的症状有所减轻，身体和心理舒服了，你就在当地照方抓药，继续服用。当然也可以在当地找医生调方。中医有一句话叫'效不更方'，不一定要跑到北京来找我调方子。如果没有效果或者有新的不舒服的症状，方便的时候再来找我。至于皮肤淀粉样变，你还是找专业的皮肤科专家治疗吧。"

对这个人的初诊情况，随着时间的流逝，我已经渐渐地淡忘了。半年多以后，他来复诊，一进诊室就说："医生，你看看我的皮肤病，好得差不多了。"说着就把上衣脱了下来，两臂都是正常光滑的皮肤，背部靠脖子的部位有大约手掌那么大小的一片皮肤淀粉样变的黑斑，但颜色比较浅，下肢的黑斑也都消失了。看到这一小片黑斑，我想起了半年多以前，他确实来过，患的是大面积的皮肤淀粉样变。

我问他："这是谁给你治的？"他说："你呀！""不对，我不会治这种病。你把处方拿来我看看。"我一看处方，根本不是直接治疗皮肤病的处方，而是调整情绪的处方。"这张方子你吃了多长时间？""连续吃了半年多！"

这次轮到我吃惊了。"为什么要连续吃半年?"他说:"我开始吃了两周,觉得很舒服,身上也不发沉了,也有力气了,睡觉也好转了,按照你说的'效不更方',于是我就继续吃。越吃越痛快,心也不烦了,也不发脾气了,遇事也不纠结了。以前总找不到高兴的感觉,吃着吃着,莫名其妙地心里就会涌上一阵高兴的感觉。后来我就像吃饭一样,离不开这个药了,天天想吃。不知不觉四五个月过去了。一天换内衣时,我老婆说,'哎!你的胳膊和后背的黑皮病范围怎么小了,颜色也浅了。'就这样,皮肤一天比一天好转。我这次来找你,就是向你报告好消息的。"

我告诉他:"你的皮肤病不是我给你治好的,我这个方子也根本不治皮肤淀粉样变,是你自己给自己治好的。皮肤淀粉样变,原因很复杂,有的与遗传有关,有的与皮肤的代谢失调有关,有的与内分泌有关,更多的是综合因素。人体本来有很好的自我调节机能,这个机能发挥得好,即使人体出现了健康偏差,也可以通过自动调节而康复。只是由于你长期处于紧张焦虑郁闷的状态,于是就把自我调节机能抑制住了,结果就在代谢失调的情况下,不能自动康复和修复了。我用药只是通过调整你脏腑功能的方法,调整了你的情绪,于是你的自动调节机能就解放了,是你的自调机能促进了代谢,调整了内分泌和血液循环,促进了皮肤病的康复。"

他恍然大悟:"我原来一直认为,我的情绪不好,是由皮肤病治不好导致的。皮肤病好了,我的情绪也就好了。照您这么说,我的皮肤病的产生和情绪不好有关系……我想起来了,我的皮肤病确实和情绪有关。我高中毕业参加高考那几天,正好感冒发热、头痛、咳嗽,还拉肚子,带病参加考试,落榜是预料之中的。从那以后,我的情绪就一落千丈,一直打不起精神,连第二年重考的精力和信心都没有,这样的情绪持续了两三年,就慢慢出现了皮肤病,一直弥漫到全身,久治不愈,于是就更加郁闷焦虑了。想来已经快20年了,我一直不明白自己为什么会得这种折磨人的病,现在知道了。看来我把皮肤病和情绪不好之间的因果关系给弄颠倒了。我过去一直认为,皮肤病好了,我的情绪就好了。现在才意识到,情绪好了,皮肤病就减轻或者痊愈了。"

我说："是的，负向情绪抑制了你的调节机能，导致皮肤代谢紊乱，内分泌失调，皮肤病也就容易发生了。皮肤病的出现，使你的情绪更加糟糕，于是就这样形成了不良循环，导致了皮肤病的顽固难愈。"

皮肤与神经，原本是同宗

皮肤与情绪为什么会有这么大的关系呢？

皮肤是包在肌肉外面的组织，覆盖全身，保护身体，是人体最大的器官，主要作用有三个方面：一是屏障作用，一方面防止体内水分、电解质和其他有用的营养物质的丢失，另一方面阻止外界物理性、机械性、化学性和病原微生物等有害物质的侵入，保持人体内环境的稳定；二是调节作用，皮肤的汗腺通过自动调节分泌，参与人体的代谢和调节体温；三是皮肤具有感觉和效应作用，它是神经系统的感觉器，皮肤感觉冷热温度、压力等各种刺激，又是效应器，情绪变化、机械性和化学性刺激，都反射性地引起皮肤血管收缩和舒张、立毛肌收缩、汗腺分泌的变化，所以心理因素可以直接在皮肤上产生效应。害羞激动时脸发红，恐惧紧张时脸色苍白，暴怒狂怒时脸色铁青，紧张焦虑时手脚甚至全身出汗，毛骨悚然是受惊吓后立毛肌收缩的表现。这些都是皮肤对情绪变化的反应。因为皮肤与神经系统同宗，也就是说，它们原本是一家子。人类胚胎发育早期，神经系统和皮肤系统都源于一种叫外胚层的组织，所以皮肤的健康问题，是人体脏腑功能、气血循环、代谢状态和精神情绪变化的外在反映。

"我只是通过调节脏腑功能的方法，来改善你的心境和情绪，而你体内的医生——你的自调机能的自动康复功能和修复作用——就开始发挥作用，于是你的病也就痊愈了。所以说，**真正的医生不在医院，而在每个人的身体之内；真正的灵丹妙药不在药房，而在每个人的身体之内**。就看每个人自己会不会充分调动这个医生的积极性，会不会充分利用自己体内的灵丹妙药了。"病人很认真地点点头，表示完全理解我所说的话，高高兴兴地走了。

银屑病全面爆发只因房产纠纷

银屑病也叫牛皮癣，是一种常见的慢性炎症性皮肤病，具有顽固性和复发性的特点，其皮损特征是红色丘疹或斑块上覆有多层银白色鳞屑，所以叫银屑病。银屑病有明显的季节性，多数患者在冬季发病，春季加重，夏季缓解。这与季节性抑郁症的发病时间段基本吻合，说明了银屑病与精神状况关系密切。

迄今为止，这个病的发病机制尚未阐明，目前认为是诸多因素的联合作用导致了疾病的发生和发展。其中包括了遗传因素，而且是一种多基因遗传性疾病，多个基因的作用累加达到一定的阈值，再加上复杂环境因素的激发才能诱发。最易促发或加重银屑病的因素是感受寒冷的刺激、皮肤外伤、链球菌感染、精神紧张、免疫机能紊乱、妊娠、分娩、哺乳、内分泌变化和某些药物等。其中精神紧张和应激事件对发病和复发的影响是公认的。很多银屑病患者发病或病情加重前有明显的精神过度紧张、过度劳累、情绪抑郁等应激诱因存在。美国的法柏（Farber）在他所著的《神秘的意志世界》中说，精神紧张可使 30% ~ 40% 的成年银屑病患者病情加重，对儿童银屑病患者来说，则高达 90%。

很多年前，一个银屑病患者找我看月经不调。她告诉我，有人介绍说到温泉疗养院泡澡，说可以治疗银屑病。她已经向单位请了一个月的假，准备去疗养一个月。一个多月后，她全身的皮损都消失了，只有在右小腿的内侧，还有一小片红斑。她非常高兴，说温泉洗浴治疗皮肤病真的有效，以后可以向有这类皮肤病的朋友们介绍这种疗法。

我说："这个病的加重或好转，与情绪有密切的关系，你去温泉疗养院一个月，没有了工作和生活的压力，每天高高兴兴地泡温泉，非常放松，吃得香，睡得稳，于是你的调节机能就彻底解放了。气血流畅，营卫和调，因皮肤代谢障碍而出现的问题也就自动康复了。以后一定要记住，保持轻松愉快的心情，这样才能不复发，疗效才可以巩固。只要情绪不稳或者焦虑郁闷，就可能导致银屑病的复发。"她临出门前，半开玩笑地说："千万不要复发呀，你不要咒我。"

大约6年后，这个病人再次来门诊找我，说她的银屑病全面爆发了，比过去最严重的时候还要厉害。我说："这是怎么回事？你遇到了什么让你很纠结、郁闷、烦恼的事情了吗？"她说："正如你所说，我遇到了让我难以释怀的悲痛和郁闷。"

原来她是单身，一直和父母住在父亲单位分配的一套两居室的单元房，后来这套房子可以由个人出钱买下，于是她自己出了全部房款买下了这套房子，但房主写的仍然是父亲的名字。一年前母亲去世，半年前老父亲也离开了人世。父母晚年的生活、看病都是她在负责。她想二老走了，房产顺理成章就属于她了。万万没有想到的是，早已经出嫁的妹妹这时回来和她争房产。如果她妹妹不搬进来实际居住，就要求按房屋现价的二分之一支付给她现金。她认为父母晚年，妹妹一天都没有照顾过，而且买房子的时候全部房款都是她出的，所以不同意妹妹的要求。她妹妹看到协商没有结果，就起诉到了法院，气得她几天几夜睡不着觉、吃不下饭，于是就在几天之内，银屑病全面爆发。

我知道，对她来说，不从调控情绪入手，而按照教科书上所说的银屑病分型论治的方法去治疗，效果不会理想，最后还是给她开了调控情绪相关的中药。但是，药逍遥而人不逍遥，何逍遥之有？用药虽然是疏肝解郁，使人愉快逍遥的，可是导致烦恼郁闷的实际问题没有解决，个人的精神境界又不能够跨越纠结和完全超脱，怎么能够达到逍遥愉快的效果呢？这个病人后来并没有再来复诊，我想她也明白这个道理，不解决导致情绪问题的原因，只吃药是不能解决根本问题的。

痤疮类常见皮肤病是如何痊愈的

一个实习的学生对我说："老师，我做了近一年门诊病人的统计，发现来您这里看痤疮的人……"我纠正她的话说："我不看痤疮，遇到痤疮病人我都建议他到皮肤科去治疗，所以你统计的只是来看其他病症的人中伴有痤疮的。""老师说得对，单纯长痤疮的病人，您都不接收。我统计的这些人，几乎都有抑郁烦闷、焦虑紧张，或者睡眠失调的问题，您把情绪和睡眠问题解决了，痤疮也就可能减轻或者痊愈了。其中女性有痤疮的病人，90%以上都同时伴有月经不调、手脚发凉、睡眠不好、便秘的症状。"我说："所有这些问题都和负向情绪相关。"

她继续分析说："男性有痤疮的病人，大多有精神紧张、焦虑不安、全身疲劳、情绪不稳的症状。反过来，我又观察了专门来治疗焦虑症或抑郁症的病人，大多面部皮肤不好，脸色暗、色斑多、皮肤粗糙。一年来我们只碰到过一个37岁的有焦虑倾向的病人，脸部皮肤没有明显的问题。但仔细一问，原来她的焦虑只是最近遇到了烦心的事情，让她寝食难安，这样的情绪还没有持续两周，因此还没有在脸上表现出来。看来皮肤的健康，真的和情绪状态有很大的关系。"

痤疮是一种常见的累及毛囊皮脂腺的慢性炎症性皮肤病，发病机制和其他皮肤病一样，都是比较复杂的。它多发于皮脂溢出的部位，皮损可表现为粉刺、丘疹、脓疱、结节、囊肿及瘢痕。内分泌的失调是导致发病的因素之一，主要是由于青春期男女体内雄性激素增加，刺激皮脂腺使之增生，皮脂分泌增多，毛孔堵塞，大量脂质不能排出皮肤外，加上细菌附着，局部红肿，于是就产生了痤疮。其他发病因素还有遗传、细菌感染或者药物等。

从中医的角度看，主要是皮肤的代谢出了问题。《黄帝内经·素问·生气通天论》里说："汗出见湿，乃生痤痱。"意思是，在汗出汗孔开张的时候，如果见到湿气，或沾凉水，水湿侵袭留滞肌肤汗孔之内，不能排泄出去，就会发为痤疮、痱子一类的皮肤病。《黄帝内经·素问·生气通天论》还提到"劳汗当风，寒薄为皶，郁乃痤"。意思是，运动或者劳动汗出以后，坐卧在有风的地方，外来的风寒侵袭肌肤汗孔，使体液凝聚而成为皶，就是我们今天所说的粉刺。如果体液郁聚再稍重一些，形成就像小疖子一样的皮肤病，称为痤，就是痤疮。

《黄帝内经·素问·至真要大论》中说："诸痛痒疮，皆属于心。"意思是，或痛或痒的疮疡一类皮肤病，大多和火热邪气郁积肌肤的血脉有关。由于心在五行的分类中是属火的，而心又主管全身的血脉，并主神志，所以说，或痛或痒的疮疡大多和心有关，更直接地说，大多数皮肤病，多和肌肤血脉的郁热以及情绪有关。这些论述，都提示了痤疮、痱子、小疖肿一类的皮肤病，与肌肤代谢、气血失调、情绪异常等多种因素相关。

一个 27 岁的女孩，从初中起脸上就开始长痤疮，一直长到现在。第一次就诊是她妈妈陪着来的，她妈妈说："我女儿满脸都是痘痘，连后背都有。我们看过一些医生，有说是冲任不调的，有说是肺经风热的，有说是脾虚湿蕴的。每次用药后能好一段时间，但过不了多久又会复发，现在吃药吃得胃都痛了，痘痘却依然如故。"

女孩补充说，脸上的痘痘在月经前会更加严重，而且伴有焦虑郁闷、心烦急躁、容易冲动，月经常常推迟，睡眠很糟糕，每天不到凌晨 4 点就醒，醒后再也睡不着了。

我说："你要是看痤疮，建议你到皮肤科，因为这不是我的专长。你要是看焦虑郁闷，心烦急躁，睡觉不好，我就给你开方。"女孩说："就看焦虑郁闷、睡不好觉吧。"

看我写完处方，她妈妈又谨慎地问："我女儿胃不好，以前服用治疗痘痘的方子里都有凉药，她吃了胃就疼。"

我说："我并不是专门治疗痤疮的，治痤疮找皮肤科。我是通过调整她脏腑的功能，来达到调节她的情绪和睡眠的目的，她脏腑的功能和情绪睡眠好了，心情宁静快乐了，至于痤疮好不好，那是下一步的事情。我没有用任何清热解毒的中药，不会对胃造成不舒服的反应。"

学生的随诊记录很清楚地记着，她服药 6 个星期，共 42 剂中药，情绪逐渐稳定，睡眠好转，月经恢复正常，而痤疮竟然意外地痊愈了。

谈到皮肤病，最为常见的还是神经性皮炎和湿疹一类。神经性皮炎，以剧烈瘙痒和皮肤苔藓样变为主要特征。皮损好发于颈部、肘关节伸侧、腘窝、股部及腰骶等处，多为局限性，亦可分布比较广泛。神经性皮炎与过敏有关，具体的过敏原可以分为接触过敏原、吸入过敏原、食入过敏原和注射入过敏原四类。每类过敏原都能引起相应的过敏反应，主要的表现是多种多样的皮炎、湿疹、荨麻疹。本病多见于成年人，是一种有损美容的病证。病因不明，但与神经精神因素有明显关系。西医多采用镇静或抗组织胺药物及封闭疗法。中医从疏肝解郁、调控情绪、养血祛风等方面入手，也有一定疗效。

更有一种叫心因性皮肤瘙痒症的病，只要心里烦躁焦虑，就会马上感到全身奇痒无比。可是皮肤表面什么都没有，既没有颜色的异常变化，也没有丘疹风团之类的状况出现，只会在挠过之后局部变红。这些病如果不通过调整神经功能、调节情绪，是很不容易好转的。

白癜风的轻与重是情绪的晴雨表

白癜风也是常见的皮肤病之一，据说中国有一千万人患有这个病。白癜风是后天性因皮肤色素脱失而发生的局限性白色斑片。诊断很容易，治疗很困难。

本病发病原因还不清楚，近年来的研究认为与以下因素有关：遗传因素、自身免疫失调、黑素细胞自身破坏、微量元素缺乏等。其他因素比如外伤，包括创伤、手术、搔抓等，都有可能诱发白癜风。但许多临床学家发现精神因素与白癜风的发病密切相关，据临床统计，约三分之二的患者在起病或皮损发展阶段有精神创伤、过度紧张、情绪低落或沮丧。正由于在多种内外因子作用下，人体的免疫功能、神经与内分泌机能、代谢机能等多方面机能紊乱，导致了酶系统的抑制、黑素细胞的破坏或黑素形成的障碍，而致皮肤色素脱失。

一位与我交往二十多年的朋友，退休时享受副部级待遇。从我认识他，就见他手上和脸上有白癜风，当初他曾经向我询问过白癜风的治法，我说我没有经验。后来他遍访治疗此病的医院和名医，中西药物服药无数，均没有效果，最后他只得放弃了药物治疗。但我也确实看到他面部的色素脱失的范围，在不断地变化，时而大，时而小。

我问他："你这么多年来所用的方药，哪个最好？"

他说："都谈不上好。我退休之后仔细回忆我大半生治疗白癜风所走过的路，发现药物治疗即使有作用也是暂时的，在一般情况下是没有作用的。只要我一帆风顺，春风得意，志得意满的时候，即使不用药，病变范围也会缩小。"

这位老兄，退休了和老朋友说话也就极其随便了，他居然用了"春风得意，志得意满"这样的话来形容自己的心境，我听了反而有一点儿不适应，因为他过去说话，从来就是打着官腔，从没有这么随意过。

他接着说："只要仕途维艰，困难重重，危机四伏，我的皮肤病肯定加重。我脸上的白癜风就像我仕途上的晴雨表，你看到白片扩大了，就知道我的工作不是遇到山穷水尽，就是遇到了激流险滩。你看到白片缩小了，那就是峰回路转，柳暗花明了。"对于这位老兄来说，白癜风的轻与重，就是情绪的晴雨表。

促进皮肤病好转和防止复发最有效的方法

通过上述若干皮肤病病人的发病和治疗经历，我们可以清楚地认识到，情绪对皮肤病的发生、发展和治疗效果的影响。面对各种各样的顽固性皮肤疾病，我们应当如何配合医生治疗呢？

首先要明道理。尽管皮肤病多种多样、千奇百怪，原因涉及遗传、环境、饮食、药物、其他疾病等多方面因素，但保持心情的轻松愉快、情绪的平稳淡定，是促进所有皮肤病好转和防止复发最有效的方法。至于如何才能做到这一点，恐怕不断学习，扩大视野，提高精神境界，看淡钱财名利，提高情商水平，都是不可缺少的过程。

其次要调饮食。很多皮肤病，都会因为饮食不当而加重，比如对于痤疮病人，如果辛辣、油腻、糖类食物吃得过多，就会加重，因此这些食物就要禁忌食用。有些过敏性的皮肤疾病，对某种食物过敏，那就一定要禁食这类食物。

第三要调药物。不少皮肤病是由于运用某些药物所引起的，比如药疹，在这种情况下，对能引发药疹的药物，就要停止应用。皮肤光敏症的病人，就要忌食容易导致光敏的蔬菜、水果和药物。

第四要积极治疗其他疾病。有不少皮肤病的患者，同时患有其他疾病，比如抑郁症、焦虑症、恐惧症、月经不调、顽固失眠等，把这些疾病治愈了，皮肤疾病往往会不治自愈。

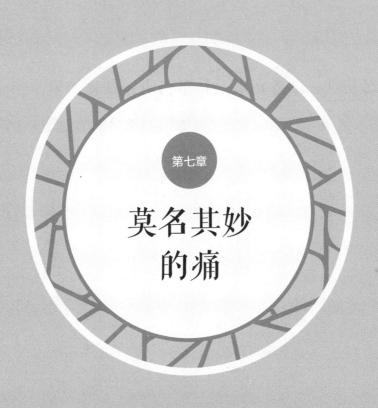

第七章

莫名其妙
的痛

喜怒伤气，寒暑伤形。暴怒伤阴，暴喜伤阳。

——《黄帝内经·素问·阴阳应象大论》

对于因为某些疾病导致的疼痛，一定要找医生治疗原发疾病。对于负向情绪、精神压力、不良的消极的心理暗示引发的疼痛，当然还是"解铃还须系铃人，心病还须心药医"。

"痛"字，常常和疼痛、痛苦连在一起，在一般情况下，从身体的感受来说，是指健康失调后出现的非常难受的症状。出现疼痛，虽然很难受，但也是好事，表明身体的自调机能在向我们发出警示、提出警告。如脑瘤的头痛如劈、青光眼的眼痛头痛、咽炎和扁桃体炎的咽喉痛、胆石症胆道蛔虫症发作的胆绞痛、急性胰腺炎的剧烈上腹痛、肝癌的肝区痛、肾结石的肾绞痛、心肌缺血的心绞痛、带状疱疹的神经痛、肌肉损伤的局部疼痛、胃肠炎的胃痛和腹痛、胸膜炎的胸痛、腹膜炎的肚子硬痛，等等。这些疼痛的出现说明你的健康出了问题，甚至可能是严重的问题，因此一定要向医生求助，寻找病因，及时治疗。每一个人都不要忽略各种疼痛症状的出现与存在。

固执己见说胃痛，断送了自己性命

晚上9点钟，某医院急诊大厅灯火通明，各科急诊大夫正在繁忙地工作。在消化内科值急诊的是一个瘦弱的女医生，戴着大口罩，但从眼角的鱼尾纹和沉着自信的目光，可以看出这是一个经验丰富的医生。在护士的引导下，一个大腹便便的彪形大汉坐在了医生的诊桌旁，他的妻子陪同来诊。

还没等医生开口，中年男子就急切地说："大夫，我胃痛又犯了。"

医生说："胃痛？又犯了？以前是怎么痛？疼痛发作有什么诱因？"

"以前也经常犯，没有明确诱因，有时候和劳累生气有关，有时候又没有关系，和吃饭关系也不大，每次痛几秒钟、几十秒钟、几分钟或者十几分钟。如果疼的时间再长些，就来你们医院打一支安痛定，马上就会好。"

医生继续问："你检查过胃吗？"

"半年前做过胃镜，是浅表性胃炎。"

"你检查过心脏吗？"

"没有，从来没有。"

"那你先去做心电图吧。"说着医生就给病人开了心电图的申请单。

"大夫，胃痛和心脏有什么关系？你这不是故意拖延时间吗？本来打一支安痛定就可以立刻好转，为什么要我做毫不相干的心电图？我是胃痛，不是心痛。"病人说着，已经露出了不满的神情，声音也大了许多。

医生平静而又耐心地解释说："有时候心肌缺血、心绞痛，不是表现在心前区，有可能表现出胃痛、牙痛、胳膊痛、腿痛……"

"大夫不用废话！"还没等医生说完，病人就更急了："我这身子骨，怎么会是心脏病，你不就是想多做些检查创收吗？要不要再做X线透视、CT、磁共振什么的？"

大夫一看病人的态度，又耐心地解释了一遍原因："你的胃痛发作和饮食关系不大，所以我要想得全面一些，排除心脏的问题。"病人居然更加怒气冲冲地说："少废话！你们医院的大夫我见得多了，没有说胃痛要做心电图的！"

病人好似吵架一样的声音，惊动了等在门外的病人们，纷纷从门外往诊室里张望。医生无奈之下就在病历上写上："病人拒绝做心电图等进一步检查，要求打一支安痛定。请病人家属签字。"病人的妻子二话没说，就在病历上签了字。医生开了安痛定注射液2毫升1支，即刻肌注（当下肌肉注射），仍然很不放心地在病历的最后写了一句话："如有不适，及时到医院就诊。"

病人在妻子的陪同下去了注射室，一边走还一边自言自语："什么大夫，懂不懂，胃痛还要做心电图！什么大夫！"

大约十一点半，一辆120救护车风驰电掣般地开到了急诊大厅外，医护人员从车上用担架抬下一名病人，立即送到心肺复苏室，经医生检查证实病人已经死亡。这个病人正是两个多小时前，到消化内科急诊室看胃疼的那个彪形大汉。陪同他来医院的，还是他的妻子，听医生宣布说病人已经死亡，她立即发疯般地哭喊道："就是那个女医生给我先生打了一针安痛定，我先生就死了，我饶不了她！"说着就冲进了消化内科急诊值班室，伸手就要揪女医生的头发。幸好旁边有一位年轻的实习男生，手疾眼快，才把她拦了下来。

这件事后来发展成一起诉讼案件，家属指控医生一支安痛定打死了人。但经法医尸检证实，这个彪形大汉死于急性心肌梗死，死因与在病人强烈要求下打的这支安痛定没有关系。

痛定思痛，如果这个病人不固执偏见，能遵照医嘱，去做一下心电图，及时正确诊断，或许不至于断送自己的性命。可惜他自以为是，加上对医生的偏见，粗暴地拒绝了医生进一步检查诊断的要求。

确实，在一般情况下的胃痛，是不需要做心电图的，但这个病人胃痛的时间和性质、诱发因素和病史，与一般的胃痛并不完全吻合。医生凭借丰富的临床经验，怀疑可能与心绞痛有关，才建议病人做心电图检查，以排除更严重的甚至危及生命的病证，避免发生重大疾病的漏诊、误诊。

所以对医学一知半解，甚至连皮毛都不了解的人，千万不要凭感情用事，拒绝正规医院的有经验医生的诊治建议。我这里说的是正规医院，你要找的是经验丰富的、道德高尚的医生。你如果不到正规医院就诊，而去找江湖上的郎中，又另当别论了。

突然脚跟痛，病因居然是心肌梗死

有经验的医生确实技术高超，判断力超人，病人如果对医生有很好的依从性，对正确诊断和治疗是很有帮助的。

这是在另外一家医院的心内科门诊，老主任一上午看了三十多个病人，连上一趟卫生间都是一路小跑。当最后一个病人离开诊室，老主任刚一站起身来，突然又坐下了。连忙喊住他的博士生和实习医生："大家都别走，我可能得急性心肌梗死了，赶快打电话给病房，让他们推担架车来，把我推到病房。"

一个年轻医生问："主任，您是心前区痛吗？要不要含一片硝酸甘油？"

主任说："不是心前区痛，是脚后跟痛，一站起来左脚后跟突然痛。"

年轻的医生和学生们看看主任，面不改色，气不喘，仅凭脚跟痛就要诊断急性心肌梗死，脚离心脏这么远，太不靠谱了吧。大家你看看我、我看看你，谁也不敢说话。

主任连连说："看什么看，快给病房打电话，推担架车过来，我现在一步都不可以走，你们也都别走，别急着去吃饭，先把我送进病房再说。"

老主任很快被推到了心内科病房，一做心电图，正常！大家都松了一口气。不料主任却说："心电图正常不能排除心肌梗死，只是心肌梗死在形成的过程，心肌缺血损伤的电流还没有出现，不能等待，现在立即准备溶栓……"后来经过进一步检查，老主任确实是急性心肌梗死。

就这样，在老主任的指挥下，用了一系列的治疗手段，避免了心肌的进一步损伤，很快就完全康复了。做出这样神奇的准确判断，一是凭老主任丰富的医疗经验，二是凭老主任本身的超敏感觉。

如果这件事情发生在一个普通病人身上，病人自己走进诊室，老主任突然说，你现在不要动，你是急性心肌梗死，马上要住院治疗。我想一般的人可能都会疑心重重，认为是医生在吓唬他。这显然会贻误最佳的治疗时机。

大家听了我讲的这个案例，千万不要认为，脚跟痛就是心肌梗死的征兆。因为脚跟痛最常见的原因是局部肌肉、肌腱的损伤、劳损，跟骨的骨质增生等。这类疾病引起的脚跟痛，是逐渐发生的，疼痛是有规律可循的。也极少有人发生心肌梗死而表现为脚跟痛的，老主任的脚跟从来没有疼过，现在突然发生了不能用普通原因解释的脚跟痛，再加上他一辈子从事心脏疾病的研究、诊断和治疗，看的急性心肌梗死的病人太多了，才能做出超乎寻常的正确判断。

女士脚跟痛，竟然是心病

但也有脚跟痛的人，既不是局部病变，更不是心肌梗死的特殊反应，而是与精神情绪有关，与潜意识中的负向情绪有关，这就是我们平时所说的心病。

十几年前，一位 40 岁左右的女士由朋友陪同来找我看病，患有脚跟痛，有的说是劳损，有的说是骨质增生，有的说是肾虚，但久治无效。病人的朋友说："她的脚后跟痛很奇怪，我们两个结伴到国外旅游，在旅游的两周中，不管走多少路，她的脚跟从来没有疼过。回国后，我们从机场打车回家，当车开到离她家还有 100 米左右的时候，她的两个脚跟突然剧烈疼痛，到了家门口，她都下不了车了，是我搀着她回家的，你说奇怪不奇怪！"

听完叙述，我立即明白，这位女士久治不愈的脚跟痛是心身性疾病，应当是心理情绪因素引起的，就是心病。我进一步了解到，病人与她的婆婆住在一起，婆媳关系十分紧张，她很惧怕回到家中见到婆婆，但和先生、儿子的关系又很好，这个家又不得不回。由于潜意识之中留下的深深创伤和恐惧情绪，才使她有了这样久治不愈的怪病。我开了疏肝解郁通络宁神的中药，还在一张纸上写了两句话给她："解铃还须系铃人，心病还须心药医。宽容他人，也就等于宽容自己。"

　　后来她没有复诊，我不知道效果如何。十多年以后，有一天，门诊来了一个病人，见面就说："郝医生，您还认识我吗？"我很不好意思地摇摇头。她说："我十多年前，来找您看过脚跟痛，现在是彻底好了。"我问："怎么好的呢？""找您看过后，我服完7剂药，效果并不明显，后来就没有再继续服药。但我最大的收获是，知道了我的脚跟痛与心理因素有关。5年前婆婆去世了，我想我的脚后跟痛应该彻底好了，没想到只要看到婆婆的照片或者她的衣物，脚跟还是痛，甚至整个后脊梁骨都发麻，还冒凉气。3年前，儿子结婚了，儿子和儿媳住在家里。作为婆婆，对年轻人的许多事情，我真的看不惯，经常想说说他们，有一次我刚说了半句话，突然意识到，我要说的这句话，和婆婆当年最伤害我的那句话几乎完全一样，就把后半句话咽了回去。我突然理解了婆婆当年说这句话，完全是出于好心，心中对婆婆就彻底宽容了，脚跟居然再也不疼了。我现在才真正理解了您当年对我说的'解铃还须系铃人，心病还须心药医''宽容他人，也就等于宽容自己'那两句话。"

　　我告诉她，我在国外也遇到过和她几乎完全一样的病例，也是心理情绪因素导致的脚跟痛，久治不愈。最终心理问题解决了，脚跟痛也就彻底好了。

全身窜着痛，伤什么都不能伤心

显然，有的疼痛是来自自身的负向情绪，也就是自己的心。甚至可以说，有些疼痛一类的病症，是疼由情起，痛由心生。

顾女士，54岁，因全身窜痛难忍3年来门诊看病。她说："大夫，我不是普通的腰痛、脖子痛、背痛、胸痛、胃痛、肚子痛、头痛，是不一定哪疼。就看那股气窜到哪里，哪里就疼。晚上疼得睡不着觉，白天疼得直不起腰，脖子疼得不能转头，后背疼得像压着磨盘，胸口疼得像钢针乱扎，胃痛到呕吐，肚子痛到拉稀，头痛到出冷汗虚脱。那股气就在身体里不停地乱窜。"

病人的一番叙述，把随诊的实习生惊得目瞪口呆，因为在教科书里从来没有记述过这样奇怪的病症，课堂上老师也没有讲过这样奇怪的病症。

顾女士接着说："去了很多医院看病，做了多次全面的检查，就是查不出什么病，医生最后说我是精神问题，应当到精神病医院检查治疗。可我真的是疼，比如有一次我正躺在床上休息，就突然感觉到有气窜了上来，是从下半身蹿上来的，先是窜到小肚子，然后到胃，然后就到了胸口，所有这些地方都开始疼，同时开始出现耳鸣、头痛、脖子痛，我不管怎么努力都无法控制这股气的窜动，夸张一点说，简直就像恶魔附身一样。"她说话的时候，眼里还流露出痛苦和恐惧的神情。

说着说着，顾女士突然停了下来，眼神直直地发愣，几秒钟之后，她说气窜到左肩膀了，现在左肩膀疼得抬不起来了。学生好奇地用手去找她肩部的压痛点或敏感点，想看看有没有痉挛的肌群，不料还没有触按几下，病人深深地打了一个嗝，说肩膀不痛了。于是学生继续触按，但始终没有找到明确的压痛点或者敏感点。

当学生问起发病的诱因时，她说："5年前丈夫突发重病，受到这突如其来的打击，我随后就绝经了。3年前丈夫去世，过度伤心就逐渐出现了许多不舒服的症状和全身的窜痛。平时总是悲伤想哭，看个电视剧，也跟着剧情流泪，听见别人说难过的事，也跟着难过。经常没有力气、气短，多走一步都累得慌，很容易紧张害怕，心慌心跳，坐卧不安，经常心烦失眠，心中烦热，特别爱吃凉的东西，但吃完了又不舒服，可是手脚又总是冰凉，还十分怕凉，常靠服安眠药来睡觉，基本不能正常工作。一直没有断过吃药，可是那股乱窜的怪气一直消除不了，有时候真疼得快动不了了，我是真的疼啊！大夫您看我这还有救吗？"

一般来说"痛则不通，通则不痛"，常常是指有形瘀血或者其他有形的病理产物阻滞，所引发的疼痛。这种疼痛，一般疼痛部位是固定不移的，疼痛拒按。但像顾女士这种痛无定处，按之又不可得的疼痛，就是气滞，而不是血瘀或有形的病理产物阻滞。她的气滞，应当是因亲人的重病直至亡故而悲伤过度和心理依靠缺失，从而导致了肝气不舒、焦虑、紧张、郁闷，于是我仍然用疏肝解郁、畅络宁神的方法，让她服药两周再复诊。她走后，学生说，看得出来她说的疼痛感肯定是真实存在的，但确实让人很难理解。

两周后，她来复诊，乍一见面我并没有认出她来，只觉得这个打扮得体的笑盈盈的女士有些面熟，直到她坐下拿出初诊时的处方，我才想起，这就是两周前来看身体奇怪的窜痛的那个人。

"我感觉好多了，"她说，"现在那股怪气只在胸部一个地方窜了，疼痛感也减轻了许多。"

"睡眠好些了吗？"

"如果不想事就睡得很好，但有时总控制不住要想。"

我调整了方药后对她说："慢慢来，这次药可以连续吃一个月，然后再来复诊。"这次她是笑着离开诊室的。

她的治疗用了两个多月，整个人完全变了，容光焕发，看上去年轻了五六岁，生活也从原来每天在家里唉声叹气，变成了每天一早去跳舞。女儿单位，离家很近，原来的午饭一直是女儿在单位把饭买回家和她一起吃，她连做饭的精神和力气都没有，现在是她每天积极主动地给女儿做饭。原来总是抱怨命运的不公，现在她想得最多的是女儿的未来。

可见，这种不能用一种或几种器质性病变解释的疼痛，与负向情绪之间的关系是很密切的，或者说就是负向情绪所引起的。虽然在短时间内不会危及生命，但能使人痛苦难耐，痛不欲生。

学习压力大，学生头痛多

人们常说，小孩子天真无邪，少心没肺，不会因为负向情绪而产生疾病，其实有些孩子并不是这样。一个叫娜娜的小朋友因莫名其妙的头痛、厌学半年，学习成绩也下降了，在妈妈的带领下找到我看病。这孩子从暑假开学升三年级后不久，就开始头痛，早晨起来哭，不想上学。

我询问孩子一二年级的时候是否出现过头痛，妈妈摇了摇头，说："现在放寒假了，每天早晨早早起来就和同学去玩滑板，也不说头痛了。"

我问娜娜："你的头痛是真的还是假的？"

娜娜肯定地回答："真的痛，痛得我都想吐。"

我想娜娜的头痛可能和环境因素有关，于是我继续问："和二年级相比，升三年级以后，有没有重新分班或者换教室呀？"

娜娜说："没有，都没有，可是换老师了。我们都喜欢换的语文老师，讲课也像讲故事，我们同学都爱听。换的数学老师总是批评我们，像狼外婆，很凶，讲课一点都不好听，有的人还经常睡觉。刚开学不久，我听不懂这个老师的课，作业没有完成，爸爸妈妈又同时出差，奶奶不管我的作业，我到学校去，那个数学老师罚我和另外两个没有完成作业的同学站在讲台旁边听课，不许我们坐。我和另外一个女生都哭了，那个男生没有哭，还偷偷地笑。后来我就特别害怕上数学课。可是天天都有数学课，我就开始头痛了，也不想上学了。"

我问："别的同学会头痛吗？"

"我不知道。"娜娜怯生生地回答。

我意识到，对很多孩子来说，学习的动力就来自兴趣。有兴趣，就会学好，没有兴趣，就学不进去。是否能产生兴趣，很多时候在于老师的引导。

娜娜不喜欢新换的数学老师，讨厌见到这个老师，当然就对数学这门课丧失了兴趣，没有兴趣，就学不进去，于是就会感到上数学课压力太大了。娜娜从小受到父母和爷爷、奶奶的百般呵护，几乎没有遇到过任何困难和不顺心的事情，无论是从身体上还是从心理上，都没有得到过锻炼或者说磨炼，因此承受压力的能力很差，不能很快适应新换老师的教学方法和管理方法，就出现了紧张性头痛和厌学。

我的治疗方法依然是从调节身体和脏腑功能入手，用中药补心气，疏肝气，助胆气。这样做是为了提高孩子的身体素质，相应地承受压力的心理素质就会提高。

我还告诉她妈妈，趁着寒假给孩子补一补数学，让孩子在心理上不要厌恶这门课程，兴趣上去了，成绩就会上去，也就不会感到压力了，那么因为这种压力引发的头痛就会痊愈。就这样，从心理和身体两个方面同时调节，娜娜在寒假开学后，再也没有出现过头痛和厌学的情况。

白领不堪重负，疼痛缠身真要命

学习压力可以导致儿童的头痛，工作压力更容易导致成年人出现头痛和身体疼痛。一天，来门诊的是一个34岁的男子，由服饰可以判断出他是一个白领，但人看上去很憔悴，弯着腰、驼着背，动作迟缓，完全不像是这个年龄段的人。主诉说头痛、眼睛痛、脖子痛、肩背痛、腰痛，失眠大约有一年，近两个月症状加重，几乎不能上班了。

跟我实习的学生仔细询问了病史，原来他毕业于某名牌大学中文系，又读了工商管理硕士，在一个著名的跨国公司工作，职位已经做到中层领导，年薪近百万。但工作压力巨大，公司的很多文件由他起草，重大培训由他主讲，总公司规定的各项经济指标又必须达标，每天要工作十几个小时，几年下来，他已经是焦头烂额，不堪重负了。开始整个上午精力不足，昏昏欲睡，只好靠喝浓咖啡来提神，一上午要喝三杯浓咖啡。但到了下午就开始头痛，颈部、肩膀连及后背痛，开始痛得还比较轻，能够用电脑、看屏幕，后来越痛越重，用一会儿电脑后，一伸胳膊，后背就像撕裂了一样疼痛。再后来发展到腰痛、眼睛痛，最近两个月，干脆疼到不能看电脑和手机。

他说："我这个工作，就是要天天和电脑、手机打交道，眼睛疼到不能看屏幕，还怎么工作？到眼科检查，说我是眼干燥症，医生给我开了口服的药和点眼的药，可是没有效果。全身疲劳，整个头、脖子、肩背、腰都痛，背都疼得驼了，腰也疼得伸不直了。现在喝多少杯咖啡都不管用了。到医院做了各种检查，医生找不出其他的病，又不能开休假证明。我真想得一个医院可以诊断得出来的能休假的大病，我就可以休息休息了。"

这是沉重的工作压力导致的无休止的疼痛。当然，这个病人我用中药依然是帮他调理身体，缓解紧张焦虑的情绪。但他最终还是辞了职，完全休息一年，才算彻底恢复了元气。

痛经难耐，竟是自我暗示在作怪

除了负向情绪和心理压力能导致身体的疼痛，不良的消极的自我心理暗示，同样可以导致莫名其妙的痛症。

一天，一位和我认识多年的中学女老师，突然来大学的教研室找我。"郝老师，我女儿痛经，现在痛得在床上打滚，您能不能去看看？"

这位老师的家就在我校西门外的楼里，我跟着她向她家走去，一路上她很生气地告诉我说："女儿在读初中，原本没有痛经，有一次，从学校回来对我说，'妈妈，妈妈，我们同学来那事儿的时候，都有肚子痛，还可以请假不上学，我来那事儿怎么肚子不痛？'结果下次来月经，她就开始肚子痛，以后越来越痛，直到现在每次来月经都疼得上不了学。"

我解释说："这是不良的消极的自我心理暗示，或者叫负向自我心理暗示的结果。当她有了来月经就会肚子痛的自我心理暗示后，每当来月经的时候，她就会特别关注，甚至是紧张地体会少腹部疼痛的感觉，于是由于潜意识的因素，支配子宫的交感神经兴奋性增高，就会进一步导致子宫平滑肌的收缩痉挛，从而真的出现了痛经。"

我给这个孩子讲明了道理，运用中药调理，后来她的痛经痊愈了，但不良的消极的心理暗示可以引发疼痛，却给我留下了深刻的印象。

病都是自己作的，不作死就不会死

还有的人因为不良的消极的心理暗示，引发了更奇怪的疼痛，甚至到了卧床不能动的程度。这是个女病人，53 岁，被家人搀着来诊室。病人一开口就说："我可是疑难杂症，快 4 年了，主要症状是腰疼，开始还能勉强活动，近半年疼得起不来床，已经卧床半年了，下地都困难。最近通过住院治疗，才能勉强下地来您这里看病。"

"你的腰痛怎么引起的呢？有没有外伤、慢性劳损的经历？"我问。

病人说："以前我的身体不错，几乎不怎么闹病，连感冒都很少。工作也很出色，还被评过行业的劳动模范。2008 年初，单位机构调整，把我调到了工作量最大的岗位上，每天工作十多个小时也干不完，我心里就一直憋着一股气，再加上各方面都不顺利，于是就常常出现心烦急躁、好发脾气的毛病。如果生气厉害了，就会感到子宫后壁疼痛。"

"你能感到子宫后壁痛？"学生十分怀疑地问。

"你别笑啊，我这样说别人都不信，其他医生也都不信，可我真的就是这个感觉。开始疼一小会儿能过去，闹了几次后，疼痛越来越重，疼痛的时间也越来越长，还出现了全身的轻度浮肿，可是到医院检查，又查不出任何毛病。半年前，单位领导班子人事变动，新来的领导对我的工作要求更高，我感觉他提出的很多政策和规章制度，都是冲着我来的，这让我感觉到从来没有过的压力、憋气和郁闷。碰巧有个同事休产假，新领导把两个人的工作量都压到了我的头上。我实在是承受不了，又碍于自尊心，不愿意直接说我干不了，心里就开始琢磨，我要是也生病了，生一个天天躺在床上的病，不就能不上班了吗？不就可以回避当前的压力了吗？结果没过几天，我正在上班时，突然感觉从腰里面冒出来一股冰凉的水，随后整个腰就开始剧烈地疼痛，那疼啊！疼得动不了，路也走不了，同事们把我架到家里，最后完全躺在床上，不能下地了，于是真的上不了班了。"

病人叹了口气，接着说下去，"我到几家医院看病，做了 X 线、磁共振等多项检查，医生都说我的腰没毛病，应该不会影响走路的。可我就是疼得走不了啊！总感觉腰折了。随后又住院做进一步更详细的检查，还是什么问题都没发现。不过通过住院治疗和门诊的持续治疗，最后总算是能下地走路了。但腰还是特别疼，有时疼痛还伴有恶心呕吐。由腰痛还牵涉到腿也疼脚也疼，整个右侧腰以下都疼。最近家里又有点事，着了一通急，子宫后壁又开始疼。我到医院反复检查，结果还都是正常的。所有的医生就像是串通好了似的，都说我没问题。您说我得多痛苦呀！身体疼得都快散架了，不但查不出问题，现在还没人相信我了！另外，稍微有一点事我就睡不着，心里紧张，腰痛时就会有一种恐惧感，一有恐惧感，腰痛就会加重，就这么恶性循环着。这半年来除了看病，我什么都干不了，药吃得都快比饭多了。您一定要帮我解决这个疼的问题。"

这个病人的腰腿痛和她所说的子宫后壁的疼痛，显然和负向情绪以及不良的消极的自我心理暗示有关。自己想得一个躺在床上不用上班的病，结果就出现了腰腿疼痛，得了卧床难起的怪病。民间有一句话说，"病都是自己作的。"你在心理上，先给你一个得病不能下地的暗示，于是真的就不能下地了。

我给予的治疗当然还是从调节脏腑功能入手，来进一步达到调控情绪的目的。以后她每个月都来复诊，大约治疗3个月后，疼痛基本就消失了。当她痊愈以后，谈起当年的腰痛和子宫后壁疼痛的话题，"简直就是一场噩梦。"

治病从调肝开始

为什么负向情绪、心理压力和不良的消极的心理暗示，会引发疼痛一类的病症？

从现代医学的角度来看，多种负向情绪、精神压力和不良的消极的心理暗示，会引发交感神经兴奋性增高，交感神经兴奋性增高，会使血管不断收缩，血液循环不畅，进而产生骨骼肌的拘紧痉挛，内脏功能障碍，神经系统释放出的致痛性物质增加，于是就出现了疼痛的感觉。所以这类疼痛所表达的绝不仅仅是某些内脏或者肌肉等形体受到了伤害，同时也向别人表达了这个人的心理状态也出了问题，出现了包括焦虑、紧张、担心、恐惧、避免再受伤害、要求休息、表现软弱、求助等心理。

在平时的生活中，我们总能或多或少地感到疼痛，这些疼痛最普遍的原因就是肌肉紧张甚至痉挛。比如小腿肌肉紧张痉挛就会感到小腿疼痛，腹部肌肉紧张痉挛就会感到肚子疼痛。

最明显容易受情绪影响的地方就是颈部肌肉，因为与情绪体验有关的肌肉群，往往就是我们使用最多、活动最频繁的肌肉群，而颈肩部的肌肉首当其冲，它们比任何一处骨骼肌的活动都要频繁。也就是说，**在紧张情绪导致的肌肉疼痛病例中，颈后肌群的疼痛最为常见。**

为了让大家知道情绪是怎样导致颈后肌肉紧张和痉挛的，有的专家建议做一个具体实验：晚上回家，你坐在一把舒适的椅子上，想想让你已经困惑好久、束手无策的难题，闭上眼睛大约一个小时，当你站起来的时候，颈后的肌肉一定不舒服，你就会不自觉地扭动和伸展你的脖子，这就是情绪紧张对肌肉造成的伤害。

从中医的角度来说，人活着全凭一口气，但这个气，升降出入，畅通无阻，才是健康状态。肝主疏泄，就是主管全身气的运动，管理全身气的疏通和宣泄。负向情绪、焦虑紧张、各种压力、不良的消极的心理暗示，都会导致肝气的郁结，肝气郁结就意味着全身气的运动发生了障碍，气为血帅，气行则血行，一旦肝气郁结，气机不畅，就会进一步导致血运不畅，肌肉和内脏失养，于是就出现了疼痛的自觉症状。另外，气行则水行，气行则津行，气的运动畅达，水液代谢和津液生成、布散也就正常，气郁也会影响水液的运行和津液的布达。气郁水停津凝，不通则痛，也最终引发了疼痛的发生。

怎样才能不痛？对于因为某些疾病导致的疼痛，一定要找医生治疗原发疾病。对于负向情绪、精神压力、不良的消极的心理暗示引发的疼痛，当然还是"解铃还须系铃人，心病还须心药医"。

首先，要培养乐观开朗的性格，提高克服困难的信心和勇气。对自己经常要进行积极向上的心理暗示："我能行！我一定能成功！"这种心态和心理暗示，就可能使大脑产生较多的内啡肽，而这种物质的止痛作用远远大于吗啡。

中医认为，形神相关，在辨证的前提下，运用中药调节病人的脏腑功能，使人体气机畅达，气血流畅，代谢通达，身体好了，精神心理承受能力也就提高了，这样身心抵抗压力的能力也就提高了。

其次，在人生的道路上，不断地经历困难的磨炼，也是提高抗压能力的好途径。有一位焦虑抑郁导致全身疼痛的成功人士，药物久治无效，于是他毅然离开工作岗位，重走红军当年走过的长征路，还没有走完，健康状况就基本恢复了。

　　花盆里长不出参天大树，温室里种不出耐寒红梅。痛定思痛，对孩子们的娇生惯养，并不是真正的爱。让我们每一个人在社会、生活和工作中经受各种磨炼和考验，才能拥有强健的体魄，使身体和心理能够承受应当承受的各种压力。

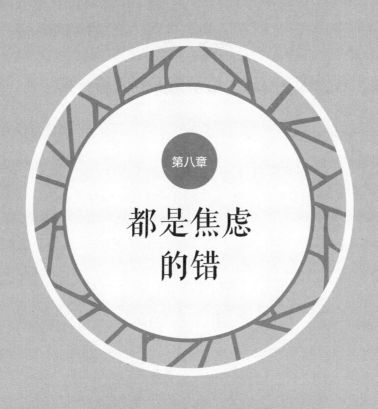

第八章

都是焦虑
的错

故悲哀愁忧则心动，心动则五脏六腑皆摇。

——《灵枢·口问》

治疗身体的疾病，一定要关注病人的心理情绪状态；治疗精神疾病，则可从调节形体健康入手。治疗身体，平复情绪，这就是我治疗这类精神疾病的基本观念。

汉语中有很多成语是描写焦虑状态的，如六神无主、一筹莫展、忐忑不安、心急火燎、坐立不安、惴惴不安、如坐针毡、诚惶诚恐、七上八下、心急如焚、寝食难安、坐卧不宁、心烦意乱、心乱如麻、心神不定，等等。人们在遇到困难、挫折、逆境的时候，出现一些焦虑不安的情绪，这是正常的反应，但如果一个人时时处处事事焦虑紧张，忐忑不安，以致影响到工作学习和生活，这就是病态的焦虑症了。

焦虑症有广泛性焦虑和急性焦虑发作两种情况，我们先举一个广泛性焦虑的例子。

从即将赴美留学的大学生看焦虑症的典型症状

2012 年春天，一个叫王翰的小伙子来门诊看病，一坐下来就从书包里拿出了几页打印好的 A4 纸，照着稿子叙述起病情来。"大夫我浑身都不舒服，怕有遗漏，影响您的诊断，所以事先打印好病情，不舒服的症状很多很多，需要耽误您一定时间才能说完。"

原来王翰是大学四年级学生，成绩优秀，热心公益，是班里的学习委员。该校和美国的一所大学有交换生名额，根据学习成绩、综合表现和个人意愿来评定。王翰榜上有名，他高兴得一宿都没有睡着觉。可是第二天凌晨，同宿舍住在王翰下铺的同学，起床上完公共卫生间，一直没有回宿舍。天亮了，才有人发现他从宿舍楼道尽头的窗户上跳了下去。他们的宿舍在八层，结果大家可想而知。学校发现了他留在枕头下的遗书，请心理学家和医生研究过这份遗书后，判断这位同学患有隐匿性精神抑郁症，这次是凌晨病症发作，跳楼自杀。

这件事情在王翰心中留下的阴影久久挥之不去。从同学跳楼那天起，他居然不敢再去阳台，不敢坐商场的观光电梯，甚至过马路不敢走过街天桥，也不敢去河边水边，总担心自己也患有隐匿性精神抑郁症，一旦发作便不能控制自己的行为，会不由自主地从高处或者岸上跳下去。王翰以前一直用公用洗衣机洗衣服，现在担心有患皮肤病的同学用过这台洗衣机，于是他宁可用手洗衣服。坐公共汽车或者搭校车，一定要坐到中间靠左的位置，坐在右半部怕侧翻，坐在前面怕撞车，坐在后面怕追尾。就这样，他每时每刻都提心吊胆，以致坐立不安，惶恐不宁，总有心悬在半空中的感觉。

最糟糕的是，还有半年就要到美国留学了，学校对交换生加强了外语培训，可是王翰记忆力大大减退，记不住单词，上课也常常走神，注意力不集中，于是他担心半年后外语不能达标，更担心到美国后能不能完成学业，犹豫是不是应当放弃这次留学机会。越担心，记忆力越差，常常是大脑一片空白。睡觉更成问题，或者根本睡不着，即使睡着了也是乱梦纷纭，尤其是常常梦到跳楼的室友；或者早醒，醒了之后再也不能入睡，还常常担心同宿舍的其他同学也在凌晨偷偷出去跳楼。随之而来的是，感觉特别疲劳、脖子、后背、四肢的肌肉酸痛拘紧，经常心烦急躁易怒，同学们都说他像变了一个人，动不动就莫名其妙地发脾气。对班级的工作，他再也没有热情和精力去做了，他向班委提出辞呈，同学们又重新选举了学习委员……

我一边听着王翰的陈述，一边摸他的脉搏，他的两只手交替着拿着稿子，手一直在微微地颤抖着。我打断他的陈述说："看看你的舌象。"他伸出舌头，舌面上布满了厚厚的白苔，舌面很干燥，只能从舌边和舌尖看到深红的舌质。这是很典型的焦虑时的舌象。

其实我已经清楚地知道，他患的是焦虑症，属于广泛性焦虑，是一种以缺乏明确对象和具体内容的提心吊胆、紧张不安为主的焦虑，并有显著的自主神经（又称"植物神经"）功能紊乱、肌肉紧张和运动性不安。病人因焦虑不安难以忍受又无法解脱而会感到十分痛苦。

焦虑是一种很常见的心理状态，主要表现为心里特别烦，老担心会有不好的事情发生，左也不是，右也不是，像热锅上的蚂蚁一样。我们可能都有过这样的体验，比如考试、面试、重要工作汇报之前，重要演讲之前，或者来到一个新的工作环境，总之当我们极其关注自己的形象或者是想给他人留下好印象的时候，过分的敏感就导致了焦虑情绪的发生。越来越多的证据表明，持续性的焦虑、紧张等心理压力，会从免疫系统中调用我们的精力，使得我们更容易受到感染或者患上恶性疾病。也就是我所说的，会过度消耗我们的自我调节机能。

就王翰的情况，从中医的角度来看，就是肝气郁结、三焦不畅、痰浊上蒙、心神不宁的证候。我开始在处方上写主症、诊断、辨证和治法。王翰说："大夫我还没有说完，你先不要写。"我暂时停了下来。他继续说："我这半年体重下降了3千克，胃口一直不好，到医院做了胃镜说是浅表性胃炎。做了B超，胆囊壁增厚毛糙，说是慢性胆囊炎。还经常拉肚子，只要吃了冷的东西或者刺激性的东西，就一定会拉，医生说是慢性肠炎。还经常嗓子痛、头昏、耳鸣、鼻子不通气，医生说是慢性咽炎、慢性鼻炎、慢性咽鼓管炎……"

王翰见我已经开始开药，就说："大夫你还没有摸脉，怎么就能开药？"我说："在你讲病情的时候，我已经摸过脉了。"他说："我怎么不知道你摸过脉？大夫你一定要好好摸摸脉。"实习的学生也证实给他摸过脉了。但我还是再给他摸了一次脉，以缓解他当下的担心和焦虑。

我写完处方，交给了他，并告诉他服药的方法和时间，先服七剂药，一周后复诊。他离开诊室不久，又回来了："大夫，我的病能好吗？"

我说："焦虑症是很常见的，只要系统治疗，一般都会好，中西药物一同使用，还可以缩短治疗时间。"

他出去了两分钟后，第二次回来问："大夫您说一般都会好，那就意味着会有不好的，我是一般的那部分人呢，还是非一般的那部分人？"我还没有来得及回答，他的第二个问题就来了："你说中西药物一起用，我不用西药行不行？西药已经吃了3个星期，自从吃上西药，头上就好像戴了一个紧箍咒，每天都箍得难受。"我告诉他："西药不要停，如果突然停了，你的症状会更加严重……""大夫我的腿还经常抽筋，你这个方子里要不要再加上治疗腿抽筋的药？"这是他第三次回来问的问题。

"大夫，您能不能处方上不写精神焦虑症这几个字，我怕别人看见说我是精神病。"这是他第四次回来问的问题。就这样他一共回来了9次，把在我诊室实习的学生惊得个个目瞪口呆。

当他第九次回来的时候，很不好意思地说："大夫我还有问题，我有耳鼻喉咽、胃肠和胆的慢性炎症，这个方子会不会有用？"当我做了肯定的回答以后，他说："我还有最后一个问题，耽误您一分钟，就一分钟，我总是不放心，这样反复回来问我担心的问题，大夫您会不会很烦？"我安慰他说："只有焦虑症的人才会时时处处事事担心、不放心，所以总会回来问担心的问题。你回来的次数还不算多，我遇到回来最多的是15次。我把你反复回来问问题，看成是焦虑症存在的一个症状，这是你帮助我们证明了，我们的诊断和判断是正确的，你不回来问问题，我就会感到你的病好了。回去好好吃药，剩下的问题一个星期后来复诊时再问吧。"这次他总算高高兴兴地走了。

一周后，王翰回来复诊，我一见到他，就感到他的病情一点都没有改善，还没有来得及问，他就先开了口："郝大夫，您开的药我没有吃，扔垃圾桶里了。"我不动声色地等他继续说下去。一个学生却急切地说："为什么扔垃圾桶里？"他垂头丧气地说："我在等着取药的时候，抓药的那个小伙子抓了一半，突然离开了柜台，我看着他往后面楼道的卫生间去了，回来接着抓药。我想如果他没有洗手或者手没有洗干净，就直接抓药，把病菌带到我的药里，我吃了那不就是很糟糕吗？我想了很久很久，也犹豫了很久很久，还是担心药被污染了，就把药扔了。"他这种异常担忧的举动，显然还是焦虑症的表现。我让他原方照服，重新买药。

经过四五个月的中西药物治疗，2012 年暑假后，王翰去了美国，并顺利地完成了一年的学业。在王翰反复回来问的问题中，有一个问题是担心别人把他看成是精神病，这个担心还是有一定道理的。

掀起精神疾病的盖头来

在我国，很多人对"精神病"（严格地说叫"精神疾病"）有着很深的成见，甚至恐惧。一提到精神疾病，就会联想到登高而歌、弃衣而走、骂詈不避亲疏的病态表现。这些表现，是认知障碍的特征，在医学上诊断为精神分裂症，民间人们把这种情况叫疯子。其实精神分裂症只是精神类疾病中的一种，而精神疾病是一个很大范围的疾病群。

当精神活动明显异常或紊乱，精神活动的完整性、统一性受到破坏时，都可以叫精神疾病。比如精神活动能力减弱、记忆力减退、学习工作能力下降，但并没有持久的精神活动紊乱，我们就称其为神经衰弱、神经官能症。儿童的精神活动发育受阻，可以称为精神发育不全。出现情感障碍，比如高兴不起来、兴趣减少、焦虑担心、坐卧不安、心烦易怒，可以叫抑郁情绪、焦虑情绪，严重的叫抑郁症、焦虑症。出现思维障碍，比如注意力不集中、学习能力下降、记忆力减退，这在抑郁、焦虑和自主神经功能紊乱中都可以出现。还有思维障碍如果表现为出门后总觉得门没有锁，要反复回来看几次，或者回家后总觉得在外面手上粘了脏东西，一定要反复地洗手，这可以叫强迫思维，这些都属于精神疾病的范畴。大家想一想，这些是不是甚至比感冒还要常见的现象？几乎人人都可能有过或长或短或轻或重的精神心理情绪失调，真的没有必要羞于启齿，更不应当被人歧视。

只有认知发生障碍，逻辑推理能力很差，自知力不同程度丧失，医生才诊断为精神分裂症。可见，精神分裂症仅仅是许许多多精神疾病中的一种而已。**所以大家要改变一个基本观念，心理精神健康的失调，甚至发展到精神疾病，是很常见、很普通的问题。心理健康和身体健康，两者是同等重要的。**

身心都健康，才能成为百岁健康人

很多人认为，到医院体检没有检查出脏腑的器质性疾病，这就是健康人。实际上一般的体检只是检查部分脏器有没有常见的器质性病变，而对功能性的失调，对精神状况的失调或紊乱，普通的体检基本没有涉及。

健康包括身体健康和心理健康两个方面，早就在《黄帝内经》里讲得很清楚，《素问·上古天真论》说："心安而不惧，形劳而不倦……形体不敝，精神不散……形与神俱，而尽终其天年，度百岁乃去。"意思是说，一个健康的人，心理情绪安定而没有焦虑和恐惧，身体经常运动和劳动但又不过度劳累，像这样形体不疲惫，精神不涣散，形体和精神合一，才能够享尽自然寿命，成为年龄可以达到百岁以上的健康人。

1984 年，世界卫生组织颁发的《保健大宪章》也主张健康不仅是没有疾病和过度虚弱的症状，还要有完整的生理心理状态和良好的社会适应能力。这也是在强调健康包括生理健康和心理健康两个方面。现代人关注形体健康多，关注精神心理情绪健康少，以致心理精神情绪健康失调，甚至出现精神性疾病。不知道这也是一种疾病，也可以治疗，而是默默忍受着痛苦，甚至痛苦难耐，痛不欲生。

像焦虑情绪以致焦虑症这样的精神疾病，是怎么得的呢？这当然和体质因素、遗传因素、心理因素、环境因素密切相关，也和环境压力（包括学习和工作压力）、饮食因素有关。但我在临床中发现，**焦虑情绪、抑郁情绪、恐惧情绪，在家庭中、朋友间、单位里，都会相互传染、相互感染、相互影响**。在家庭中，或者父母的情绪影响到孩子，或者是孩子的病态影响了父母。我们先看看父母的焦虑情绪是如何影响孩子的。

妈妈焦虑儿恐慌

一天，门诊来了一个 18 岁的小伙子，他说来自呼和浩特。从他的面部表情、动作行为中，我一眼就能看出，他很紧张和焦虑。

"你怎么不舒服呀？"我像对待每一个病人一样，关切地问。

"我想我可能是得了焦虑症或抑郁症之类的病吧。"

在通常情况下，这个年龄的孩子一般是由父母带着来看病的，而且往往不会意识到自己有精神情绪方面的健康问题，更不会主动、单独地找医生来诊断和治疗。他不但是一个人从外地来就诊，而且又如此直率地诉说，可见这是一个自知力很好、对精神疾病又有一定了解的孩子。

"你为什么会这么判断自己的情况呢？有什么不舒服的感觉吗？""我最近总是不能集中注意力听课，老师在课堂上讲的，我能听进十分之一就不错了，记忆力下降得非常厉害。我计划出国留学，国外学校已经给我寄来了有先决条件的录取通知书，如果我完成当前的学业，还能提供合格的雅思成绩，就可以入学。我正在准备雅思考试，可是我天天提心吊胆，注意力不集中，单词记不住，很担心自己考不过。如果考不过，就不能出国留学，还会影响高考的复习。所以我一直担心犹豫，到底是放弃出国，还是放弃高考。

我还担心出国后妈妈没有人照顾，担心能不能适应国外的学习和生活。心里着急，焦躁不安，天天睡觉不踏实，我上网一查，很多感觉和焦虑症的表现相似，有个别症状还像抑郁症，所以我判断自己得了焦虑症或抑郁症。"

"你父母知道你这种情况吗？"

"我爸爸在国外工作，常年不在家，不知道我的情况。我妈妈更不知道我的情况，因为她比我还要紧张焦虑，如果不是她影响了我，我也不会这样紧张焦虑。但她并没有意识到这是一种病态。"

接下来小伙子滔滔不绝地讲着，还不时看看手中的小纸条。这张小纸条上提纲式地写着他的一系列症状。

"我们家平时就我和我妈，她没有别的事情可以操心，就把全部精力放到我的身上，我的任何事情都会引起她的紧张和焦虑，比如我打个喷嚏，她会说'瞧瞧瞧瞧，穿少了，着凉了'，一定要我再多穿一件衣服，其实我很热，打喷嚏可能是从窗外飘来的异味的刺激。我少吃一口饭，她会说，'儿子，今天你怎么就吃了这么一点饭，哪里不舒服了？'我大便时间稍有变化，比如早晨没有大便，中午大便，她也能用一分钟几十句话的频率唠叨我，为什么大便不规律。我家离学校只有 10 分钟的路程，如果我放学后在外面和同学们打一会儿球，多玩一会儿，妈妈就担心我会不会被车撞了，怎么放学这么长时间还没有回来，甚至浮想联翩，被车撞后肇事司机有没有逃逸，如果撞断胳膊和腿，到哪家医院治疗最好……想的都是坏事，都是让人心惊肉跳的事，自己把自己吓得冷汗淋漓。等我一回到家，她就会像我从大灾难下侥幸逃脱回来一样，抱住我说，'儿子可回来了，这么晚回来，总让妈担心'，甚至说着还掉下了眼泪。我总觉得我都这么大了，她怎么还像对待幼儿园的小孩子一样对待我，心里常常很烦。尤其是我在房间看书做作业的时候，她总时不时地到房间来看我，担心我没穿足够的衣服，或是坐的时间太长，担心我玩游戏不专心看书。晚上睡觉，我经常失眠，翻来覆去睡不着，就发现她会多次来我房间看我。我就装睡，她会拉拉被子，把地下的拖鞋放整齐。这种过度的关心，常常使我受不了，我有时烦到极点就会冲她吼，可事后又后悔。我虽然知道她是真心爱我，心疼我，但我也实在受不了她莫名其妙的担心和没完没了的唠叨，于是就设法逃跑。"

他接着说："我告诉她，要到同学或朋友家住几天，一起复习功课。可是在离开家这几天里，我又担心她有过心绞痛，如果心绞痛发作，家里没有人出了事怎么办？如果她走路不小心摔着了怎么办。担心她一个人在家处处不放心我怎么办。由于我也无休止地担心她的一切，所以常常是在同学家住不了几天，就又赶回家，继续听她没完没了地唠叨。我上网一查才知道这些都是焦虑症的表现。显然我的焦虑情绪，是从妈妈那里传染来的。如果她好了，我的焦虑就可以好一大半了。开始妈妈并不承认她有病，我把网上的资料说给她听后，她才半信半疑地同意来找医生看病。于是我就先来探路了。

时间长了，我就觉得胸口发闷、肌肉紧张、肩背酸痛、疲乏无力，现在我都不能跟同学一起打球了，因为气总是不够用，还心慌心跳，上课注意力不集中，经常胡思乱想，太难受啦！更糟糕的是，从去年年初开始，我身上出现了白癜风，开始是一小块，现在前胸和后背都有了，这一年多不知道吃了多少药，白癜风就是不见好，您能不能在治疗焦虑症的同时，兼顾治疗一下白癜风？"

我一边听着他的陈述，一边写病历开方子。方子开好后，我嘱咐他："白癜风是个与情绪有着密切关系的疾病，我只是用中药调控你的身体和情绪，你的身体和焦虑情绪好了，白癜风应该也能有所好转。"

一周后，这个小伙子果然带着母亲来看病了。他母亲还不到50岁，但人已经显出几分苍老，手背上还生出了点点的老年斑。问询之后，知道她已经绝经半年，常常烘热汗出、手指晨僵、心烦急躁、失眠多梦，血压也忽高忽低极不稳定，还总感觉有心前区的疼痛，后背和腰也经常拘紧疼痛。

"您有这么好的儿子，还有什么事可着急上火的呀！"我的学生本来是想安慰她，可没想到她的眼泪一下子就涌了出来。"我这儿子真是没得挑，可是马上就要出国了，他从来没离开过我，平时什么事都是我给他准备好的，连袜子都是我洗。这次我又不能跟着，要是在外面遇到什么事情，可怎么办呀？前天新闻还报道美国的校园发生了枪击案呢，我是天天担心，时时担心。"说到这里，病人的焦虑情绪已经全部呈现出来了。

"妈，那是极其偶然的事件！您快别说了。"儿子实在忍不住了，当着我们的面，就和妈妈吵起嘴来。看来他们俩的焦虑情绪，确实是在相互影响、相互感染的。

经过中药的治疗，根据后来学生的随访，我知道这个小伙子已经顺利出国读书，而他妈妈现在每天早早起床到附近的广场跳民族舞，身心都获得了健康。可见，精神情绪的失调完全可以运用药物、通过调节脏腑的功能而达到治疗的效果。

儿子焦虑爹紧张

我们再来看看孩子的精神健康失调，是如何导致家长焦虑不安的。孩子发病，可以引发父母的焦虑情绪，这也是人之常情。一个母亲就曾经对我说过："我们现在活的就是孩子，孩子幸福我们就幸福了。"所以，一旦孩子的身心健康有什么风吹草动，全家就会乱了阵脚。

一天，门诊来了一对夫妇，男子一进门就焦急地说："我们从外地来，是给孩子看病的，但想先跟大夫谈谈，担心有些话让孩子听见不好。"我一听"担心"这两个字，就感到来人有不轻的焦虑情绪。

他说："我儿子19岁，聪明、懂事，从小成绩优秀，特别上进。由于高考没发挥好，考了个一般的学校，他郁闷之下就得了焦虑症，连大一的学业都坚持不了，就休学了。中西药物也吃了快半年了，可是没有什么明显改善，而且情绪越来越糟糕，搞得我们夫妇俩都焦虑、失眠，工作不下去了。大夫你听听他的叙述，千万不要说我跟你说了什么。"这个做父亲的紧张、焦虑、担心的情绪，可以说都已经表达出来了。

等小伙子进诊室后，他父母就自动退了出去。19岁的人是可以清楚表达自己的病情的。小伙子看上去很憔悴，他还没有开口，眼泪就先下来了。从叙述中能听出，他的许多压力来自社会和家庭。他父亲是大学教授，对他要求很高，经常在家说，学校某某老师的孩子考上了清华、考上了北大，或者被哈佛美国录取了，希望他也能争口气，考个好学校，让他父亲在学校扬眉吐气。从小学到中学，他一直就是学校的优秀生，学校老师对他期望也很高，鼓励他一定要考入名牌学校，把他的照片也贴到校史展览室里，所以刚上高一，他就感到了一种无形的压力。到高二时他就已经出现了焦虑现象，莫名地紧张，忐忑不安，担心考不好辜负家长和老师的期望，记忆力减退，注意力越来越不能集中，原来很容易做的习题也一下变得很困难了。但由于当时没有重视，也不知道这是一种疾病，并没有进行治疗。到高三时他又开始长时间失眠，还经常心慌心跳，全身没劲儿，有很多表达不清的全身不舒服的感觉。高考的时候，本来平时完全可以做好的题目，却做得一塌糊涂，成绩出来后，只能报考他父亲所在的二类本科学校。

他说："上大学一开始，我并没有太大的负担，因为我很喜欢我的专业，而且以后还有考名校研究生的机会。可是开学后不久，有一天我到父亲的教研室取参考书，教研室的门开着一条缝，还没等我敲门，就听见一个老师大声对父亲说，'主任呀，听说你儿子考到了咱们这个破学校，你儿子那么聪明，也不给你争口气。'我听了像当头一棒，简直羞愧得无地自容，没敢再进父亲的办公室，也不知道自己是怎么走回家的。从那天起，我就再也不想见人、不想出门了，觉得自己给父亲丢尽了脸。我感到人生就此完了，对什么也都没了兴趣，根本看不进去书、听不进去课，只能休学。"

"你在当地看过病吗？"我打断了小伙子的话。

"看过，有的医生说是焦虑症，有的医生说是抑郁症。"他接着说，"现在我反正不会有出息了，没想到我这一休学，全家人的精神都崩溃了。妈妈彻夜不眠，神情恍惚，上不了班，干脆辞职专心在家照顾我。爸爸更是焦虑得一塌糊涂，进了我的房间就会紧张出汗、双手发颤。我曾经看到父亲晚上偷偷地吃药，后来才发现父亲吃的是抗焦虑的西药劳拉西泮。这让我更加焦虑不安，经常一个人躲在房间里蒙着被子哭，绝望的心情经常萦绕在心间，挥之不去。"

我给小伙子开了中药，并告诉他："好好吃药，这是可以治好的病，治好后仍然可以发挥你的聪明才智。"

小伙子出门后，他父亲进来让我给孩子的母亲接着看焦虑症。

我说："你也需要看呀，你也很焦虑。"

他说："是的，我现在正在吃西药抗焦虑药。不过你千万不要让孩子知道这件事，我担心他知道了更不利于康复。"这显然又是担心、焦虑的表现，其实他的孩子早就知道了。

让我没有想到的是，一个随诊的学生十分同情这一家的遭遇，把他们送出诊室，不料，这位大学教授再三恳求学生留一个电话。从此这个学生就不得安宁，每天多次接到这位大学教授的电话，总是反复询问他担心的事情，使这个学生也几乎要得焦虑症了。在他实在无可奈何的时候，把这件事情告诉了我。我说："你再坚持一段时间，等他们一家的病逐渐好转，一旦不焦虑了，就不会再打扰你了。"果然，电话越来越少，后来有很长一段时间已经没有电话了。

突然有一天，那位外地教授打来电话说："我们全家都好了，孩子已经恢复上学了，我们十分感谢你们的治疗，我知道最好的感谢方式就是，永远不要再打电话打扰你们的工作和生活了。"

"难道这就是感谢呀？"这回该轮到我的学生吃惊了。

家长有焦虑洁癖，孩子行为怪异

家长有焦虑情绪（我这里没有用"焦虑症"这个词，用的是"焦虑情绪"），对年幼的孩子来说，可能会带来更糟糕或者更严重的后果。甚至在一定程度上，会影响儿童的心理发育和社交能力的成长。但有这样问题的家长并不一定能意识到，孩子的问题根源正在于家长自己。

一个妈妈带着她10岁的女儿来看病，跟诊的学生对我说，这是她的老邻居，孩子就是普通感冒后遗留下来的咳嗽，来到诊室时还有一阵连续的咳嗽。但这个妈妈的言行却给我留下了深刻的印象。一进诊室，她就开始呵斥女儿："绕着椅子走，别碰到床，你不要坐，站着让爷爷看病就行。"

我立即明白，她是担心其他病人坐过的椅子、躺过的诊断床都不干净。更夸张的是，她不让孩子把手放在脉枕上。"我拿着你的手给爷爷号脉，你不要碰任何地方。"她强调说。这位妈妈显然是有焦虑情绪和洁癖的一个人。

在一旁跟诊的学生有点急了，说："那就在脉诊上垫上一张纸吧。"

这位妈妈还是不放心地提醒女儿："千万别碰到桌子哈！"

我摸了脉说："小朋友，你自己感觉哪儿不舒服呀？"小女孩看着她妈，脸上毫无表情，也不回答我的提问。

"你跟爷爷说吧。"她妈妈批准了。可孩子还是看着妈妈，一言不发。

"给我看看你的舌头吧。"孩子还是没有反应。"来把舌头伸出来，伸长点，给爷爷看看。"又是她妈妈的指令，女孩才照办。看来女孩听力没有问题，还能听见她妈妈的话，我心想。

"你这几天大便怎么样？"我还想判断一下这个孩子到底会不会说话，继续问她问题，可她还是一言不发。

"她这几天大便怎么样？"我只好回头直接问她妈妈。"她现在住她奶奶家，我也不太清楚。""你大便怎么样？"这位妈妈转头直接问孩子，可孩子还是不回答。

"真急死我了！您能开点药让她说话吗？"又是这位妈妈在说话，"她咳嗽，就是一连串的咳嗽，没有别的不舒服。"

我凭着孩子妈妈的叙述和孩子的舌苔、脉象，给孩子开了方子。

这真使我一头雾水，如果这个孩子不会说话，学生是她的邻居，怎么没有提醒我呢？她妈妈为什么说"你能开点药让她说话吗"？等她们走后，我问跟诊的学生："你和她们真是邻居吗？""是呀！多年的邻居，很熟悉。""那女孩会说话吗？""当然会！她生理上没问题。""她跟你说过话吗？""说过呀，小时候还是说的。只是后来在她妈妈的焦虑情绪，甚至可以说是强迫思维的影响下，话就越来越少，不管是在家里还是在外面都几乎不说话。"

学生告诉我，她妈妈认为哪儿都脏，所以哪儿都不让孩子碰，如果她认为孩子的衣服碰到了什么东西，回家就要全面消毒，再放到洗衣机里洗个没完没了。孩子的手和脸上碰到了什么东西，回家要反复给孩子洗，恨不得洗掉一层皮。在妈妈眼中，孩子每一个动作、每一句话都有问题，都要受到妈妈的斥责。比如孩子吃饭，嘴上粘了一个饭粒，孩子会不自主地用手去抹，妈妈就会斥责'不能用手，要用抽纸'。孩子从抽纸盒里抽纸的时候，要是多带出一两张掉在桌子上，妈妈就会斥责'你怎么这样抽纸，多浪费呀'。孩子如果把掉出的纸再放回纸盒，妈妈就会斥责'沾了桌子的纸多脏呀，怎么还能放回去'。以至于这孩子现在哪儿都不敢去，也不愿意去，在学校里也不愿意和同学接触，上课不愿意回答问题。不上学的时候就一个人在家里看电视或玩电脑，既不敢和邻居小朋友一起玩，也不愿意和别人说话。

学生的一席话，使我感到非常意外。一个孩子的心理发育、社交能力的成长，既需要社会、学校的关注，更需要家庭的熏陶。如果孩子遇到的是一个充满焦虑情绪的家庭，面对的是焦虑异常甚至有强迫观念、洁癖习惯的父母，孩子长期处于慢性的应激状态下，毫无疑问会影响智力发育。

国外研究的数据显示，压力和智商测验中的语言、理解能力方面，存在负相关。儿童生活的压力水平越高，他们在这些测验中的表现就越差。那些在生活中遭受挫折越多的孩子，其行为的进攻性和破坏性就越大。

治疗身体、平复情绪才能停止焦虑

无论成人还是儿童，焦虑都会引发人体形体健康方面的问题。美国人卡耐基的《停止忧虑，你的人生可以改变》一书中，引述了威廉·麦格纳格尔博士在全美牙医学会的一次演讲中的话："焦虑、恐惧等产生的不快情绪，可能影响到人的钙质平衡，使牙齿容易受蛀。"麦格纳格尔博士谈到他的一位病人，原本有一口健康的牙齿，但在他的妻子得了疾病住院后的3个星期里，他却因为担心妻子的病而有了九颗蛀牙，这都是由于忧虑引起的。

这让我想起我的孩子在幼儿园的时候，班上有一个小男孩有12颗蛀牙，那时他们刚刚5岁，小男孩的妈妈从他有第二颗蛀牙开始就带他去看牙医，每天严格监督他刷牙，可不知道为什么情况居然越来越坏。现在想起来，那个小男孩的爸爸是个脾气非常暴躁的人，经常打他，父母还天天吵架，由此引起的孩子的焦虑，进一步导致了钙代谢的失调，因此才有众多龋齿的出现。

中医早就有形神相关的认识，形体健康的失调可以引发心理健康的问题；而心理健康的失调，自然也会引发形体健康的偏差。**治疗身体的疾病，一定要关注病人的心理情绪状态；治疗精神疾病，则可从调节形体健康入手。**治疗身体，平复情绪，这就是我治疗这类精神疾病的基本观念。

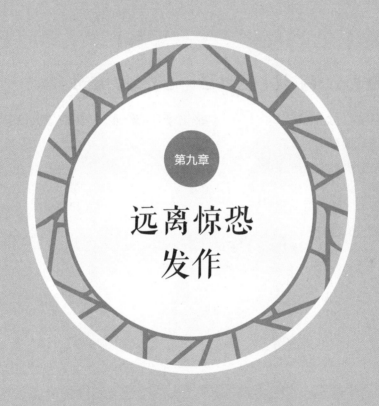

第九章

远离惊恐
发作

怒胜思，喜胜忧，思胜恐，悲胜怒，恐胜喜。

——《黄帝内经·素问·阴阳应象大论》

不管是惊恐障碍，还是心脏病发作，都要及时到医院由医生进行鉴别诊断和治疗，千万不要自作主张。其实，不仅仅是惊恐障碍、广泛焦虑有痰浊上蒙神窍的问题，所有的精神疾病都存在着痰浊上蒙神窍的病机。

焦虑症还有一种情况是急性焦虑发作，也叫惊恐发作、惊恐障碍，发作起来病人会感到十分恐惧，这究竟是怎么回事呢？

惊慌恐怖的感觉在一瞬间神奇消失

一位29岁的男士，在他父亲的陪同下，来门诊看病。小伙子见到我开口就说："郝大夫，救救我，我可能快要死了。"我问他有哪些不舒服的症状，他说："得病三个多月了，就是查不出是什么问题，只有心内科医生考虑诊断为阵发性室上性心动过速，要给我做射频消融的手术，但又说即使做了这种手术，也不能保证病情不再复发。因此是不是要做手术，我还在犹豫之中。但是发病时候的感觉，和我爷爷当年说的得心肌梗死的感觉几乎一样，实在太恐怖了。"

他一边说，我一边摸他的脉搏，脉稍数，脉数就是脉搏快的意思，这一般是病人见到医生后，有一些紧张或者激动的缘故。因为有很多人见到医生就会紧张激动，不仅会心率加快，血压也会轻度升高。我安慰他说："你不要紧张，慢慢说，到底是怎么回事儿。"

他说从他记事以来，身体一向不错，除了偶尔有过感冒、咳嗽、嗓子痛外，基本没有得过什么大病。3个月前的一个星期五，下班回家吃完晚饭后，他想看一会儿书，刚到书房坐下，突然感到心脏剧烈跳动，就好像心脏要从嘴里跳出来一样，同时感到嗓子像被人掐住一样堵塞不通，胸闷胸痛，胸部像压着一块大石头，呼吸困难，透不过气来，仿佛就要被憋死了。同时出现头晕头痛，全身麻木僵硬，颤抖哆嗦，一点力气都没有，想吐吐不出来，想拉又拉不出去的症状。他看着房间中的书柜、书桌都好像在空中飘忽不定。"不对，"他又纠正说，"仔细想想当时的情境，好像不是房间里的东西飘忽不定，而是我的真魂已经离窍，观察东西的角度移位了，所以才看到房间里的东西飘忽不定。"

他说他从来没有过这样莫名其妙的濒临死亡的惊慌恐怖的感觉，他突然记起他14岁的时候，爷爷得急性心肌梗死，等抢救过来以后，对家人所说的感觉也是这样的。他认为这可能就是心肌梗死，或许就是猝死的前兆，自己可能很快就要死了，他立即本能地、恐惧地喊："救命呀！救命！"但他觉得嘴完全不听使唤了，事后回忆起当时喊救命的声音沙哑、颤抖而不对头。

正在厨房收拾餐具的妻子听到他的喊声，急忙跑到书房，只看到他面色苍白，大汗淋漓，两眼露出一种极其惊慌恐怖的神情，全身颤抖，瘫坐在圈椅上，也被吓坏了，马上拨打了120。

他家离位于和平门附近的北京市急救中心很近，从打电话到医生上楼还不到10分钟。医生立即给他吸上氧气，心率每分钟160次，血压160/100毫米汞柱。当场做了心电图，除了心动过速、窦性心律不齐，并没有其他特别的异常。随后医生说："你能不能站起来自己走出去上救护车？"他对医生的话很反感，心想："我都快要死了，你还让我自己走。"但是他一句话都说不出来，只是感到全身麻木、颤抖僵硬，毫无气力，动都不能动，根本走不了路。他只好摇摇头，表示不能行动。医生把担架平放在地板上，把他从椅子上抬到担架上放平，抬到急救车上，拉到了急救中心。当医生刚要做进一步的检查和治疗时，他突然感到小便窘迫，他的妻子在护士的引导下，拿来尿壶为他接尿。撒完小便，心慌心跳、胸闷憋气、呼吸困难、惊慌恐怖濒临死亡的感觉，头晕头痛、出冷汗、全身麻木、颤抖无力的所有症状，突然间神奇地消失了。

他坐起来说："现在好了，好了，没事了。"但医生们并不放心，再量血压，测心率，测血糖，做心电图、心脏彩超、脑电图，这实际上是想排除心脏疾病、癫痫和低血糖的情况。在急救中心一直折腾到凌晨 2 点左右，也没有找出有诊断意义的检查结果，医生给他开了速效救心丸和丹参滴丸，嘱咐他把这两种药随时带在身上，如果有类似的发作，就放在嘴里含化，并及时到医院就诊。

他在妻子的陪同下打车回家了，周六周日休息了两天，没有任何异常的感觉。周一早饭后，他自己开车上班，上周五傍晚的事情，就像从来没有发生过一样。

平静了十多天以后，那天是周四，早上吃过早饭，他像往常一样 7 点钟准时下楼，开车去上班，把车开出小区不久，还没有上到南二环主路，他就突然出现了十多天前傍晚的那种感受，他用尽了全身力气，把车蹭到路边踩了刹车，用无力僵硬而颤抖的手拨通了 120，哆嗦吭哧了半天，才勉强说出了自己所在的位置以及车型、车的颜色、车牌号。他从口袋里掏出速效救心丸，哆哆嗦嗦地倒出几小粒含在嘴里，但仍然害怕得很，在恐惧中期盼着急救车的到来。由于是早晨上班的高峰，道路堵塞，车行缓慢，这次急救车来得没有那么快，大约 20 分钟后车才来到他的车旁。但这 20 分钟对他来说，时间漫长得像是过了一个世纪。

医务人员把他抬上急救车，急救车一边向急救中心开，医生一边给他吸氧、量血压、测心率、做心电图，车刚开进急救中心院内，他像受到了什么异味的刺激一样，突然打了两个喷嚏，又深深地打了一个呵欠，所有的症状又都突然缓解了。但医生还是把他抬到了诊室，做了一系列检查，仍然是没有特殊的有诊断意义的阳性体征发现。他妻子接到了他发病的电话，从单位请了假，来到急救中心把他接回了家。

有了这两次发作的经历，小伙子再也不敢掉以轻心了，尤其是不敢自己开车上路了，每天他开车上班都要妻子陪着，到单位后，妻子才能去上班，傍晚下班要妻子到单位接他，才敢开车回家。

一周后的晚饭后，第三次突然发作，他赶快吃下了多粒速效救心丸。他的妻子又照例拨叫了120，但这次急救车还没有开到急救中心，他的病情就缓解了。他认为这次发作时间短，是速效救心丸的作用。速效救心丸是治疗心肌供血不足、心绞痛发作的，既然吃速效救心丸有效，于是他就更担心是心脏出了问题。

判断急性焦虑发作的四个依据

从此，小伙子就开始了历时两个多月的看病历程。他先后到过多家地方的、军队的大医院，因为发作时的主要表现是心慌心跳、心率过快，当然看心内科是首选，同时伴有胸闷憋气和严重的呼吸困难，也去了呼吸科做系统检查。因为发作时全身颤抖、麻木僵硬，甚至还发生过抽搐，他还看过癫痫中心、神经内科。再加上发作时有想吐吐不出来、想拉拉不出来的症状，他又看了消化内科。又有人说看看是不是甲亢、内分泌失调等，于是他还看了内分泌科。当这些科室都没有明确的诊断和特别的治疗方法时，他又看了中医科、针灸科等等。查心脏，普通心电图做了不计其数，还做过24小时动态心电图、平板运动心电图、阶梯运动心电图，做了多次心脏彩超。查肺，拍过胸部平片和CT，做过肺功能检测。查大脑，做了脑CT、脑磁共振，光脑电图就做了四次，其中还做过一次24小时的动态脑电图。血压、血脂、血糖、咽喉镜、胃镜等，能查的都查了，结果都显示正常。可是从此以后他发作的次数却越来越频繁，说不定是在什么时候，也说不定是在什么场合，没有任何预兆，突然就会发作。

他现在很痛苦和紧张，还是不知道自己究竟得的是什么病，还能不能治好。他说，从第三次发作后，已经有两个多月没有去上班了，偶尔开车出门，不仅要妻子或者父亲陪着，出门之前一定还要先查一下地图，看看要走的这条路在 5 分钟的车程内，有没有大医院，如果没有大医院，这条路绝不敢走。

他家附近有两个三级甲等医院、两个区级医院。因为找不到发作的规律，最近一个多月来，干脆就轮流到两个三甲医院急诊科的候诊大厅坐着，希望不打 120，发作时马上能就诊。但是，他又不敢自己在医院坐着，怕发病的时候不能呼救。于是，傍晚让妻子陪着在医院坐到晚上十一二点才回家睡觉。白天妻子上班，就让退休的父亲陪着在医院里坐一天。两个三甲医院急诊科的候诊大厅，几乎成了他最安心的地方，但在医院坐着的时候，却并没有等到过发作的到来。

"睡觉后在睡梦中发作过吗？"我突然打断他的话问道。"没有，从来没有，只要睡着了，就一切平安了。"他继续说，"可是回到家里，说不定什么时候，这个病就突然向我袭来，于是还得打 120。3 个月来一共发作过十多次，就打过十多次 120，每次发作的时间短的也就十多分钟，长的也不超过一个小时。"

小伙子虽然还在继续讲着，但我的心中已经有了较为明确的诊断，这是一个很典型的惊恐障碍、惊恐发作，也就是急性焦虑发作。

惊恐障碍的特点是，发作时意识清楚，历时短暂，一般是 5 ~ 20 分钟，在 10 分钟内达到高峰，很少超过一个小时，很快就可以自行缓解；或者以打哈欠、撒尿、入睡而结束发作。发作间期精神状态正常，发作之后，患者自觉一切如常，能回忆发作的经过，但不久又可以突然再发作。表现为严重的窒息感、濒死感或精神失控感，宛如濒临末日，惊恐万状。常伴有严重的自主神经功能紊乱症状，主要表现以下三个方面：一是心脏症状，出现胸痛、心动过速、心跳不规则；二是呼吸系统症状，出现胸闷、呼吸困难；三是神经系统症状，出现头痛、头昏、眩晕、晕厥和感觉异常。惊恐障碍发病急，因伴有明显的自主神经系统症状而被误认为是器质性疾病，患者常突然发病而被送往综合医院急诊。

这个小伙子和大多数患惊恐障碍的病人一样，在反复出现急性发作之后的间歇期，常担心再次发作，因此产生了预期性的焦虑，担心发病时得不到救助，就产生回避行为，不敢单独出门，出门时要他人陪伴。担心找不到医院，出门时先要查查出行路线上有没有医院，后来干脆就整天坐在医院急诊科的候诊大厅，等待发作的到来。

根据 WHO 制定的国际疾病分类（ICD-10）的诊断标准，惊恐障碍的诊断依据为一个月内至少有三次发作，每次不超过两小时。发作时明显影响日常活动。两次发作的间歇期，除害怕再发作外，没有明显的其他症状，并有以下四个特点：

1. 发作的情境中没有真正的危险。（他在书房看书，正常开车上下班。这都是平常的生活环境，哪有什么真正的危险。）

2. 并不局限在已知或可预料的情境中。（排除对特定环境的恐惧症，如密闭环境恐惧症、广场恐惧症、社交恐惧症。）

3. 在惊恐发作间歇期几乎无焦虑症状。（尽管常会担心下次惊恐发作，但是没有广泛焦虑，事事纠结，坐卧不安。）

4. 不是生理疲劳、躯体疾病（如甲状腺功能亢进、低血糖、心脏疾病）或药物滥用的结果。

因此将这个小伙子诊断为惊恐障碍，应当是恰当的。其实，之前其他科室的很多医生都已经想到了这一点，劝过他到精神疾病医院进一步确诊治疗，但他认为自己精神完全正常，发作的整个过程并没有心理精神情绪异常的诱因，而且自己心里完全清楚发病的过程。其实他和很多人一样，对精神疾病有偏见，所以始终没有接受这个建议。于是导致他发病已经 3 个月，还没有开始正规的、正确的系统治疗。

我告诉小伙子："你的病基本考虑诊断为惊恐障碍，也叫惊恐发作，就是急性焦虑发作、急性焦虑障碍。急性焦虑发作导致的躯体症状，看起来或者感觉到十分可怕，其实是死不了的。"因为他特别担心会猝死，所以我首先要打消他这个最主要的顾虑。

"真的不会死吗？"他还是很担心地问。我说："真的不会死！"小伙子问："那些心脏病、心肌梗死、猝死的人又是怎么回事？"我说："急性心肌梗死的病人，大多数有高血压、高血脂、冠状动脉硬化的病史，相对来说，年龄较大才会有动脉硬化，你的年龄很轻，并没有动脉硬化的基础病。你在医院已经做过那么多次心脏的检查，除了在发病的当时心率过快、窦性心律不齐之外，并没有其他心脏器质性病变发现。"

所有的精神疾病都存在的病机

小伙子说，他的爷爷就是急性心肌梗死去世的。他14岁那年，爷爷带他爬完香山回来，说累了，就躺在了床上，刚躺下去，突然喊："救救我，救命！"但是声音和平常完全不一样。他看到爷爷脸色发白，嘴唇发紫，满头满脸冒虚汗，不知道是怎么回事，急忙把家人叫来，大人们把爷爷送到了医院，爷爷很快住进了重症监护室，直到十多天以后的一个下午，他才在母亲的带领下第一次去医院看爷爷。

爷爷已经脱离了危险，看到他十分高兴，对他和妈妈说："那天我们爬山爬累了，从来没有感觉到那么累，回到家想躺床上休息一会儿，往床上一躺，突然觉得像是有一块大石头压在了胸脯上，压得我喘不过气来，嗓子也像被人掐住一样，想喊喊不出声音。心就像突然不跳了一样，随后又突然跳个不停。我心想这次可能要完，再也看不见孙子了，没想到又活过来了。"

后来爷爷出院回了家，可是稍有劳累或者稍稍有点生气，就会犯心绞痛，天天吃药。过了不到一年，有一天因为家里的事情，爷爷生气，随后又出现了像第一次发病那样的情况，可是这次发病再也没有抢救过来，爷爷就这样走了。

"医生，我的病和爷爷描述发病时的感觉是一样的，所以我真的很担心我就是心脏病，是会死的，这是有家族遗传因素的。"

我问："你爷爷平常有高血压吗？"他说："爷爷一直有高血压，而且在第一次发病前就有冠状动脉供血不足和心律不齐的心电图报告。并且爷爷平时很少运动，连家务、买菜这类活都不做。"

我分析说，爷爷平时运动锻炼较少，一下子就进行爬山运动，所以有点劳累过度。第二次发病是在生气后，劳累和生气都会使血压升高，心脏负担加重，所以才诱发了心脏病的急性发作。我问他："你有高血压吗？你在发作之前有明显的劳累或者情绪激动的诱因吗？"小伙子说："没有，我在家静静地看书，突然就莫名其妙地发病了，在运动或劳累后反而没有发过病。"

我说："可见从年龄、基础疾病和发病诱因来看，你和你爷爷的情况都不同，所以你不是心脏的器质性病变，而应当是精神疾病中的急性焦虑发作。"小伙子说："大夫，我心里很清楚，我精神很正常，怎么能是精神疾病呢？"我说："凡是思维、认知、情感、意志和行为出现不同程度障碍的，都可以归属于精神疾病。你在发病的时候，由于躯体症状特别明显，同时出现了极其恐惧焦虑的情绪，竭力寻求救助的想法和行为，这就是情感意志和行为发生异常的表现呀，所以在疾病的分类上，就可以归属于精神疾病的范畴。"

小伙子问："这种病能治好吗？"我告诉他："这是能治好的病，不过我建议中西药物结合起来治，疗程会短，不舒服的反应会减少。关于西药的应用，我建议你到精神疾病的专科医院诊断、治疗和用药。关于中药，我从调节脏腑功能的角度入手，给你开方用药。"

他让我告诉他用中药的思路，因为这3个月来他也看了不少中医书。于是我用中医术语向他解释："从中医的角度来看，治疗精神疾病，要通过调节脏腑的功能来入手。就拿你的情况来说，惊恐发作首先是心率突然加快，心中惶恐不宁，这显然和心有关，和《黄帝内经》里说的'心主血脉''心主神志'都有关系。你的舌尖很红，这是心火盛的征象，因此要考虑清心安神的问题。发作时惊恐不宁，在《黄帝内经》中把惊恐与肝胆联系起来的地方最多，如'病入肝，惊骇筋挛''其病发惊骇''肝藏血，血舍魂，肝气虚则恐，实则怒'，少阳、厥阴'其病掉眩支胁惊骇'，这里的少阳代表胆，厥阴代表肝。当然，《黄帝内经》中还有'肾在志为恐'的话，这是把'恐'和肾气虚联系起来了。发作时全身颤抖、麻木、僵硬，甚至发生过抽搐、头晕头痛，这些症状说来就来，说走就走，这都属于中医所说的风象，风性'善行而数变'，而风象也和肝有关，《黄帝内经》里说'诸风掉眩，皆属于肝'，这是肝风内动的表现。你的舌质红，舌尖尤其红，这是心火盛。舌苔白厚而腻，这是气机不畅、痰浊内阻的征象。痰浊并不专指肺和器官的分泌物，而是代谢不畅，津液体液浓缩黏滞的代名词。清代著名中医沈金鳌的《杂病源流犀烛》中有一段非常著名的话，'人自初生，以致临死，皆有痰……火动则生，气滞则盛，风鼓则涌，变怪百端，故痰为诸病之源，怪病皆由痰成也。'在中医文献里，还有'怪病多属痰''千般怪异证，多属痰与火''怪病多因痰作祟'等说法。你既有肝气的郁滞，又有心火的偏盛，产生痰浊是必然的规律。痰浊上蒙神窍，这也是导致精神疾病的重要因素。其实，不仅仅是惊恐障碍、广泛焦虑有痰浊上蒙神窍的问题，所有的精神疾病都存在着痰浊上蒙神窍的病机。"

通过这些分析，我采用了疏肝胆、益心气、化痰浊、宁神志的综合治法。小伙子还听从我的建议，第二天去了北京大学第六医院，在西医专家的指导下，开始服用抗焦虑的西药。中西药物并用，服药两周后，出现过一次短暂的发作，但症状轻微，心中淡定，没有打120，几分钟后自行缓解。后来两个月他都没有发作过，于是就恢复了工作。5年以后，他带父亲来门诊看颈椎病，告诉我当年他用中西药物共治疗5个月后停药，5年来再也没有发作过。但他又告诉我另一件事情，这是一件什么事情呢？

心脏病发作，不要迷信别人的经验

他恢复工作以后，单位的同事都问他："你原来那么重的心脏病，怎么就完全好了呢？"小伙子轻描淡写地说："不是心脏病，而是一个从来都没有听过的叫惊恐障碍、惊恐发作的病，发作的时候和阵发性室上性心动过速或者冠心病心绞痛发作的感觉很近似，但不用紧张，挺一会儿，治疗或者不治疗都能自己好。"

说者无意，听者有心。单位一个比他大十多岁的同事，是一个大胖子，一米六五的身高，110千克的体重，平时走平路都喘。一天和朋友聚会回到家，突然心中憋闷疼痛，呼吸困难，冷汗淋漓。家人一看不对头，就要送他去医院。但他说，不用去医院，我们单位×××就有过这样的病，叫惊恐发作，过一会儿自动就好了。可是他忍了近一个小时，不仅没有好，而且手脚冰凉，意识不清，家属这才感到不对头，呼叫了120，后来急救中心的大夫说，病人是急性心肌梗死，如果再晚来半个小时，就没命了。

小伙子告诉我："医生在同事的心脏中装了三根支架，才算保住了他的性命。所以我再也不敢对别人说，惊恐发作不用上医院了。"

不管是惊恐障碍，还是心脏病发作，都要及时上医院由医生进行鉴别诊断和治疗，千万不要自作主张。作为病人，自己并不一定能够判断是惊恐障碍还是心脏病发作。而且还真有人，既有惊恐发作的精神疾病，又有心肌缺血的心脏疾病，这就更不能掉以轻心了。

惊恐障碍、冠心病发病要分清

来门诊看病的是一位69岁的男士，是由儿子陪着来的，病人说，3年来他经常出现发作性的心慌心跳，胸闷憋气。在一般情况下，含一片硝酸甘油，很快就可以缓解。医院多次建议他做冠状动脉造影检查，但是他特别胆小，总是担心有危险或者有副作用，一直拒绝做。两个月前的一次发作，特别严重，明显有一种濒临死亡的恐怖感，儿子开车紧急把他送往北京某著名的心脏专科医院，这次他再也不敢拒绝做冠状动脉造影检查了。造影结果显示有一根动脉堵了50%，一根堵了75%，一根堵了90%，医生说必须安装支架，否则随时有心肌梗死甚至猝死的危险。家属和病人都依从了医生的建议，当时就下了三根支架。不久，他就痊愈出院了。

可是回家后，他心里一直不舒服，总感到那三根支架撑着心脏的血管，很难受。我插话说，冠状动脉内没有感觉神经末梢，是不能感觉到支架存在的，可是他说就是难受得受不了，而且手术后心脏病还经常发作。

他儿子接话说："我爸手术后心脏病发作的次数不仅没有减少，反而增多了，发作的程度不仅没有减轻，反而加重了。以前心脏病发作，胸闷胸痛、憋气，含一片硝酸甘油，自己休息一下，也就过去了。现在每次发作，都会有要死的感觉，不管是白天还是夜里，不管是我在单位上班还是在外面开会，一旦发作我爸就会让我妈打电话说'你爸快不行了，赶快回来'。如果我出差不在北京，我老婆必须过去。就这样，我们每天都提心吊胆，寝食不安，全家都不得安宁，就怕电话铃响。而且经常呼叫120，紧急送到急救中心，但只要到了急救中心，发作也就基本缓解了，我们再赶到急救中心把他接回来。因为他有冠状动脉支架手术的经历，所以急救中心的大夫每次都说，要我们回到做手术的医院复查。我们也多次回到做手术的医院，心内科、心外科反复查了多次，能做的心脏各项检查也都做了多次。每次医院都说支架没有问题，冠状动脉是通畅的，供血是良好的，这些症状可能和心理精神因素有关，让我们到精神病院看看，或者找中医看看。我们全家怎么也接受不了心脏专科医生的建议，明明是心脏病，还做了支架，怎么能到精神病院去看病呢，这不是明摆着不想承担责任，只想把病人推出来吗？看中医的建议我们倒是能接受，所以今天就带着他老人家您你来看病了。可是中医是调理慢性病的，像这样的心脏病总是急性发作，中医有办法吗？能管用吗？"

我并没有直接回答老先生儿子的问题，而是问病人本人："你觉得支架手术前后，心脏病发作的感觉是完全一样的吗？"老先生想都不想地说："是一样的，而且更重了。以前发作，我只是胸口闷一些，心里虽然害怕但不严重，心跳会快，但不如现在发作时心跳快，全身哆嗦、出冷汗的症状也没有现在重。现在发作，我心里特别害怕紧张，心跳特别快，全身麻木哆嗦，出冷汗，有一种濒临死亡的感觉。以前我还能自己上街买菜，现在根本不敢自己出门，也害怕出门，不得已出门，一定要老伴跟着，怕心脏病发作了，身边没有人呼叫急救车，死在外面。我睡觉好打呼噜，吵得老伴睡不着觉，多年来和老伴是分屋睡觉的，现在我自己根本不敢一个人睡觉，怕夜里发作，没有人来救，死了都没人知道，所以现在必须老伴和我在一起我才敢睡觉。我这不是加重了是什么？"

我感到病人原来很可能既有冠状动脉供血不足，也有惊恐障碍，经历过心脏支架手术后，冠状动脉供血不足的问题虽然改善了，但惊恐障碍的症状却明显加重了。我在临床上见过很多经历过手术、外伤（包括骨折）产后等的人，在康复阶段出现焦虑、抑郁、心烦易怒、失眠多梦、情绪不稳等精神症状。机理是什么，我还在研究中，但因素之一应当和在手术、外伤、骨折、生产过程及其后的身体健康变化和心理压力有关。这位先生心脏手术后惊恐障碍加重，是符合一般规律的，因为手术过程尽管简单，但毕竟要经历心理压力。

我看了脉象，脉弦滑，弦就是血管紧张度高，这说明他整个身心处于紧张焦虑的状态，中医叫气郁。舌红，舌苔白厚而腻，这是内有郁热，又伴三焦代谢不畅、痰浊内盛的征象。我又仔细看了他在心脏病专科医院所做的各种检查结果，对他说："先生，你的心脏病并没有加重，你原本有冠状动脉供血不足和惊恐障碍两个病，通过手术，冠状动脉供血不足的问题解决了，但惊恐障碍的问题没有解决，反而因为经历了手术的压力后加重了。所以心脏内科和心脏外科医生的建议是对的，你现在的所有症状，用冠状动脉供血不足解释不了，而用惊恐障碍或者说惊恐发作、急性焦虑发作却能够解释。"

这个病人，我采用了疏肝解郁，养血滋阴、和胃化浊、定志安神的中药复方治疗，同时也建议他到精神病院服用适宜的西药。后来听他儿子说，老爷子服中药一月后，惊恐障碍就再也没有发作，继续服药两周后停药。老爷子不听话，也根本没有到精神病院诊治，更没有服西药，只是服中药就起到了疗效。

现在这一家人又恢复了久违的安静祥和的生活，儿子高兴地说："再也不害怕老爸老妈的电话了，现在的电话，都不是让我们紧急送老爸去医院的呼救电话，而是想孙女了，什么时候有空带孩子来家玩呀之类的话。"

和精神焦虑症相邻近的一个精神疾病，叫精神抑郁症，精神抑郁症是精神躁狂抑郁症的一种发作形式。精神抑郁症有哪些表现？我们又应当怎样认识和面对呢？

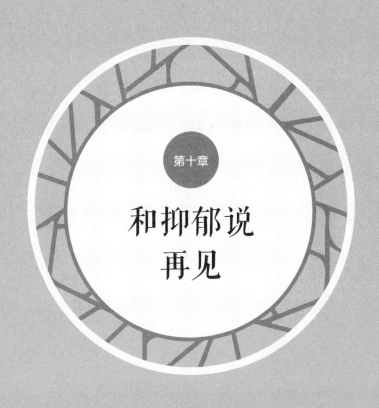

第十章

和抑郁说
再见

怒则气上，喜则气缓，悲则气消，

恐则气下，寒则气收，炅则气泄，

惊则气乱，劳则气耗，思则气结。

——《黄帝内经·素问·举痛论》

抑郁症早已成了一种常见病，甚至与感冒一样常见。精神抑郁症的病机应当是肝胆气郁、少阳不足，三焦不畅、枢机不利、痰浊内阻、心神不宁，这就是中医辨证的结论。应当和枢机、解郁结、益少阳、畅三焦、化痰浊、宁心神，这就是一般抑郁症的根本治法。

　　1991年1月4日，一条新闻震惊了海内外的华人，著名作家三毛以离奇方式自杀身亡。1996年12月13日凌晨，著名作家、诗人徐迟从武汉同济医院高干病房六楼坠亡。两位著名的作家，都因患有精神抑郁症而以特殊的方式离开了这个世界。

　　1993年10月25日，香港著名的流行音乐歌手、作曲家、主持人陈百强，用酒送服了大量安眠药，陷入深度昏迷，抢救治疗17个月后离世，时年35岁。从他生前和友人、家人谈话的内容来看，他长期患有抑郁症。

　　2003年4月1日，影坛巨星张国荣从香港中环文华东方酒店一跃而下，终结了他46岁的生命，让无数影迷、歌迷惋惜和心痛。张国荣生前的抑郁是明显的，身心的痛苦使他痛不欲生，最终无法解脱，而选择了结此生。

　　因抑郁症而自杀的名人，屡屡出现在媒体上。其实，抑郁症盯上的并不只是作家、明星、名人。2012年，世界卫生组织的一份报告称，全世界有3.5

亿人患有抑郁症，在中国大约为 3000 万人患抑郁症，同时还有许多潜在抑郁倾向、抑郁情绪的人群。

世界卫生组织的统计数据表明，抑郁症目前已成为仅次于癌症的人类第二大疾患。这提醒我们，**抑郁症早已成了一种常见病，甚至与感冒一样常见。**

抑郁症究竟有哪些表现？在什么情况下会得抑郁症？为什么当代社会抑郁症高发？抑郁症究竟是心理问题还是身体问题？得了抑郁症或者有了抑郁情绪时，我们又应当怎么面对？

一位痛不欲生的中年女士

2001 年春夏之交的一个上午，一位动作迟缓、呆如木鸡、愁容满面的中年女士，在一男一女的搀扶下，缓缓地走进我的诊室。随后我从男子的口中知道，陪同她前来的是她的丈夫和妹妹。两人架着这位女士的胳膊，把她放在了诊桌前的凳子上。我用"放在凳子上"这句话，是想说明，如果不是家属的协助，这位女士动作迟缓呆滞、机械僵硬，恐怕连坐到凳子上的动作都不能完成。家属把她的两只手放在诊桌的脉枕上，等待我来诊脉。我给她看病的过程用了大约 15 分钟，在这 15 分钟内，她的坐姿和双手放在脉枕上的姿势始终没有变动过，尽管看上去她的姿势并不舒适，也不协调平衡，但她就是一动不动。

我看着她一双呆滞无神、阴郁悲愁的眼睛问："你怎么不舒服呀？"足足等待了一分多钟，只见她的嘴唇轻轻地蠕动了几下，居然还是没有说出一句话来。其实不用再问，从她思维迟钝、反应迟缓，我已经可以判断出这是一位精神抑郁症的患者。

她丈夫见到这个情况，就主动介绍病情说，她病了两个多月了。两个多月前，她得过一次重感冒，感冒好了以后，留下一个失眠的毛病，经常是几天几夜睡不着觉，随后就逐渐出现了心烦郁闷的情况，经常悲伤哭泣，还常常自责内疚。全身一点力气都没有，就是眼看着面前的酱油瓶子倒了，她都没有力气扶。早晨赖床，几乎每天是整个上午都躺在床上起不来，今天上午为了给她看病，我是硬生生地把她从床上拽起来的。她经常说后背沉重疼痛，就像压着一个大磨盘，让她喘不过气来，给她按摩拔罐子刮痧都不管用。饭吃得很少，如果不叫她吃饭，她从来就不主动吃饭。患病两个月来，体重下降了十多斤。她还总是说，她的身体使全家人不能安心上班，如果她死了，全家人就都解脱了，活着真没有意思，实在是不想活了。她自从病了以后就不能再上班。我们全家人轮流请假看着她，生怕她发生意外。奇怪的是，只要傍晚太阳落了，她身上就轻松了，有一点劲儿了，就可以起床下地活动，做一点家务，说话也就多些了，甚至可以看一会儿书或者看看科研资料了。

我们看了好几家医院，做了头部的、心脏的、胃肠的、内分泌的很多检查，结果都显示正常。有的医生说是神经官能症，有的说是精神抑郁症，有的说是焦虑症，也有的说是郁证，有的说是严重气血虚。现在吃抗抑郁的西药已经一个星期了，还没有见到疗效，倒是出现了一些副作用，她说头上像套了一个紧箍咒，拘紧闷胀，眼睛看东西恍惚不定，胃里难受，本来就没有食欲，现在更不想吃饭，还常常有恶心的感觉。原来的不舒服的症状没有好转，新增加的不舒服，使她更加难受。她曾经几次拒绝吃西药，但都被我们制止了。

这个中年女士的症状表现和她丈夫的描述，把精神抑郁症的临床现象基本呈现在我们的面前了。能不能明确诊断为精神抑郁症呢？我们对照一下精神抑郁症的诊断标准就知道了。

诊断精神抑郁症的两大标准

精神抑郁症是精神躁狂抑郁症的发作形式之一，系情感性精神障碍，以情感的低落并伴有相应的思维及行为改变为主要特征。通常表现为情绪低落、思维迟钝、言语动作减少三联征。发作期间，情感忧郁，愁容满面、悲观厌世、自责自罪、兴趣减少、心烦焦虑、联想和动作迟缓，甚至呆若木鸡。往往有晨重夜轻、春季易发的特点，常伴头痛头晕、失眠早醒、胸脘郁闷、肢体窜痛、疲软无力、手足厥冷、食欲不振、体重减轻等躯体症状。这位女士的表现完全符合精神抑郁症的临床特征。我们再来对照一下中国1984年10月制订的《躁狂抑郁症临床工作诊断标准》，看看这位女士是否可以确诊。

1. 症状以心境抑郁为主要特征，且相对持久，但在一日内可有晨重夜轻的节律变化。我们看这位女士，心境抑郁是主要特征，整个上午赖床难起，到了傍晚症状减轻，存在着明显的晨重夜轻的节律变化。

2. 首次发作者，情绪障碍至少已持续两周，且至少具有下列症状中的四项。这位女士过去没有这样的病，这次是首次发作，而且已经持续了两个多月，超过了两周。下列九项，我们看看她有几项：

①对日常生活丧失兴趣或无愉快感。

②精力明显减弱，无原因的疲倦，软弱无力。

③反复出现想死的念头，或有自杀企图或行为。

④自责或内疚感。

⑤思考能力或注意力减退。

⑥精神运动迟钝或激越。

⑦失眠、早醒或睡眠过多。

⑧食欲不振，体重明显减轻。

⑨性欲减退。

以上九条症状表现中，前八条她都有，有没有第九条已经不重要了。

她在发病的两个月期间内，通过多家医院的理化检查，能够排除内脏的器质性病变。也就是说，完全可以排除其他疾病或药物所导致的抑郁情绪，所以将这位中年女士诊断为精神抑郁症，是没有问题的。

这样的病症，既有身体的不舒服，又有心理的痛苦，这究竟是心理问题呢，还是身体问题？如果是心理问题，就要找心理咨询师进行心理疏导，使她走出心理误区和困境。如果是身体健康问题，就要采用中医、西医的药物和其他手段，来治疗身体。我认为精神抑郁症的根源是在身体，应当采取治疗身体的方式来改善情绪。

病在情绪，根在身体

这位中年女士经过中药治疗，病情很快好转，两周后复诊，就已经不再需要家人陪同，而是自己直接来到门诊。我了解到，她是一个科研单位的副研究员，从小学到大学，一直是优秀学生。参加工作以后，工作认真负责，严格要求自己，事事力求完美，家庭和睦温馨。显然，她不是一个心理发育不健全的人，也没有遭遇过特别的生活、工作、经济、情感上的挫折。两个多月前一次重感冒后，她开始出现严重失眠，随后逐渐情绪低落、郁郁寡欢、思维迟钝、动作迟缓。可见精神抑郁症的出现，应当是身体健康上出了问题。

大量临床调研表明，女性患抑郁症的比例是男性的一倍，特别是在经期前后、产后、更年期等内分泌发生变化的特殊时期，患抑郁症的概率明显增加，于是就有了经前抑郁、经后抑郁、产后抑郁、更年期抑郁。有些慢性疾病如心脏病、中风、糖尿病、癌症的人，或者有手术、外伤、骨折等经历的人，或者减肥过度体重过低的人，更容易受到抑郁症的困扰。老年人由于身体机能的退化，患抑郁症的概率也会大大增加。这都说明，抑郁症和身体健康状况有密切的关系。尽管有不少抑郁症的病人有精神创伤、亲人亡故、事业挫折、婚姻变故等诱因，但也都是在身体健康失调的基础上发病的。可见是身体健康的失调，才导致了精神情绪的异常。**应当说精神抑郁症，病在情绪，根在身体。**

负向情绪可以导致形体健康的失调，于是出现了诸多的心身性疾病。而形体健康的紊乱也会导致精神心理健康的失调，从而出现诸多的精神疾病。所以中医学一直强调形神相关、心身一体，身体和心理之间的健康总是密切相关的。

《黄帝内经》中把情绪和五脏健康联系起来。"怒伤肝，肝在志为怒。喜伤心，心在志为喜。思伤脾，脾在志为思。悲伤肺，肺在志为悲。恐伤肾，肾在志为恐。"说明负向情绪或者过激情绪会导致脏腑功能的失调，而脏腑功能的失调也会导致情绪变化的异常。这种把精神心理情绪和脏腑功能状态联系起来的思想，就为治疗精神心理疾病提供了思路。因此面对精神抑郁症，我的对策是，治疗身体，平复情绪。

但如何治疗身体？从哪些方面入手？中医治病，核心在于找出病机，也就是出现这些症状和现象的机理。这就需要从抑郁症的发病特点与症状特点入手。

抑郁症在中医归属于郁证的范围，主管全身气的运动，使全身气血津液水液的代谢畅通无阻，主要是肝主疏泄的功能在发挥作用，疏就是疏通，泄就是宣泄。因此治疗抑郁症，肯定要疏肝。

另外，我思考的问题是，为什么大量抑郁症的病人有晨重夜轻的昼夜节律变化和春季易复发的四季节律现象？春季、早晨阳气的量和阳气的运动趋向有什么特点？为什么接受日照时间短的人比接受日照时间长的人发病率明显偏高？

看五行规律，找治病要领

春季阳光和煦，气候温和，《黄帝内经》把春天的阳气叫"少阳"，少就是小的意思，少阳就是阳气的量较少。这是和夏季的阳气、秋季的阳气相比较而言的。夏季阳光强烈，气候炎热，自然界的阳气最旺盛，叫"太阳"，太就是大的意思，就是强大的阳气。秋季阳光渐弱，气候凉爽，阳气显然要弱于夏季，但要比春季强烈，秋后还有一伏，民间还有"秋老虎"的说法，因此把秋季的阳气叫"阳明"。阳就是阳气，明是显著的意思。到了冬天阳光最弱，气候寒冷，阴气很盛，就不再用阳字来命名了，而用"太阴""少阴""厥阴"来命名。

虽然春天阳光和煦，阳气的量弱小，但春天到来后，人们观察到种子迅速生根发芽、树木迅速生根长叶，植物的营养向根的末梢和枝叶的末端输送，提示少阳阳气的运动趋向是四周生发疏泄，也就意味着，在春季是生发疏泄运动趋向的少阳之气，支配着植物乃至一切生物的生命活动，在《黄帝内经》里，把春天少阳之气的这种生发疏泄运动趋向叫"木气""木运""木行"。五行中的木，不是指看得见摸得着的树木、木材，而是代表着阳气向四周的生发疏泄运动。

夏季，植物的根须生长减缓，地面的枝叶繁茂生长，营养向顶端输送，这是太阳之气的上升运动支配着自然界一切生物的生命活动，于是就把这种上升的太阳之气命名为火气、火运、火行；秋季，植物的枝叶根须干枯，营养向主干、果实、种子内贮藏，这是阳明之气的内收运动支配着自然界一切生物的生命活动，于是就把这种内收的阳明之气命名为金气、金运、金行；冬季，万物生机潜闭，种子滞育，阳气潜降，阴气主时，于是就把阳气的这种下降潜藏运动趋向命名为水气、水运、水行。然而，在季节更替的时候，气的运动则是升与降相平衡，外展与内收相平衡，《黄帝内经》中将其命名为"土气""土运""土行"。这就是五行的由来，在五行中，木火土金水分别代表的是阳气的不同运动趋向或者状态。一年四季阳气不同运动趋向的有序交替，才使植物有了生长化收藏的生命节律、动物有了生长壮老已的生命过程。因此，《伤寒论》里说："天布五行，以运万类。"

就一年而言，春季的到来，少阳木气的生发，使植物开始了新一轮的生长化收藏过程。如果春季少阳之气不足，温度太低，木气生发不足，就会影响到种子的生根发芽、树木的长根展叶，就会影响到植物一年的生长收藏。因此，一年之计在于春。

《灵枢·顺气一日分为四时》说:"春生夏长秋收冬藏,是气之常也,人亦应之。以一日分为四时,朝则为春,日中为夏,日入为秋,夜半为冬。"也就是说,一年有四季,一天有四时。就一日而言,寅、卯、辰这三个时辰,就是3:00~9:00,太阳从东方逐渐升起,阳光洒满了大地,但此时阳光并不强烈,因此为一天之中的少阳,阳气的运动趋向也是生发疏泄布陈,也叫木气、木运、木行。于是大地在清晨少阳木气生发之力的推动下,由夜间的沉寂状态转为白天的活跃状态。如果清晨东方一片乌云或者地面雾霾弥漫,少阳木气生发无力或者受阻,则大地转为活跃状态的时间必然迟滞。因此,一天之计在于晨。

抓病机,一人之计在于胆和三焦

就人体而言,《黄帝内经》把胆与三焦命名为"少阳"。因为这两个脏器或者说系统中的阳气还比较弱小。人体中的阳气,中医也叫"火",心阳叫君火,其他脏器的阳气都叫相火。所以胆和三焦中的阳气,都叫相火,这是生理的概念。胆和三焦中的阳气、相火相对比较弱小,但它们阳气的运动趋势是生发的、疏泄的、布陈的,所以又和五行中的木气相应。也就是说胆和三焦属少阳,为木行,它们的功能和作用是什么呢?

胆附于肝,与肝相表里,有藏精汁、主疏泄、主决断、寄相火(就是藏阳气)四个方面的功能。藏精汁和主疏泄的功能正常,则胆腑精汁(也就是胆汁)储藏和排泄有规律,这就使胃气可以降浊,脾气可以升清,里气调和。如果这个功能失调,就会出现食欲不振、恶心嗳气,或便秘或便溏,或腹胀的症状,它们既是胆囊炎、胆石症的常见症状,也是抑郁症的常见症状。

主疏泄、主决断和寄相火的功能正常,则处事果断而少犹疑,精神愉快而少抑郁,身心放松而少焦虑,思维敏捷而少迟钝,这对人的精神情志的条畅,对人的心理承受能力的高低,都有着重要作用。这就是患有抑郁症的人,为什么在精神忧郁的时候，还伴有优柔寡断、胆小害怕、紧张焦虑、思维迟钝的道理所在，这应当是胆腑主疏泄、主决断、藏相火的功能低下所致。

主疏泄和寄相火的功能正常，则五脏六腑气机调畅，全身新陈代谢旺盛。因此《黄帝内经·素问·六节藏象论》里说："凡十一脏，取决于胆也。"我的理解就是，五脏加六腑合起来这十一个脏器的新陈代谢，要兴旺发达起来，需要依赖少阳胆腑木气生发疏泄之力的推动、促进和激发。这就像一年的收成好，要靠春天少阳木气的生发推动一样；也像白天一天的活跃，要靠清晨少阳木气的生发推动一样。

三焦是什么？用中医经典的话来说，三焦是通行元气（元气就是能量）、运送水谷精微和水液的道路和场所。毫无疑问，这就是指物质代谢、能量转化的道路和场所。人体任何一个细胞、组织和器官，都存在着物质代谢、能量转化的过程，因此人身处处是三焦。三焦内藏的阳气，也属少阳，三焦少阳之气不足或者郁遏，必然导致整体的代谢紊乱，痰水内生，使气机更加郁遏。这就像天空的乌云、地面上的雾霾遮蔽了阳光一样，于是人体便出现重度乏力、精神抑郁、神志迷蒙等现象，这也是抑郁症常见的临床表现。

胆和三焦的阳气，像是春天的和早晨初升的太阳，不亢不烈，阳气虽不强大，但木行生发疏泄的运动趋向，作用部位却是全身的，对五脏六腑的新陈代谢、心阳心火的振作、肝气的疏泄条达、脾胃之气的升降、体表阳气的布达以及精神情志的舒畅，都有着决定性的促进激发、调节控制作用。在中医把它比作枢纽，叫少阳主枢，这就像车轮的轴、门扇的合页，主管着整个车轮的转动和门的开合一样。因此，**一人之计在于少阳胆和三焦**。

人体脏腑的代谢和精神情志的活跃与欢愉，在什么时间段对胆和三焦的少阳生发疏泄之气依赖程度最强烈呢？**是一年的春季和一天的清晨。**当胆和三焦的阳气不足，在春季和清晨当旺而不得旺，当生发疏泄而无力生发疏泄，此时又是五脏六腑和精神情志最需要少阳木气大力支持的时候，它却无力支持，于是气机郁遏、代谢低下、心神失养、痰浊蒙蔽、精神抑郁、思维迟钝、重度乏力等症状就加重或者复发了。

在夏季和中午，阳光强烈，乌云或雾霾渐散，人体得到天阳之气，也就是大自然阳气的帮助，抑郁状态减轻。秋冬、下午和傍晚，自然界的阳气逐渐内收、下降、潜藏，天人相应，人体五脏六腑中主要脏器的代谢机能，也逐渐趋于平缓，于是对少阳木气生发疏泄的依赖程度，也就大大降低，即使少阳木气生发疏泄之力不足，也无所谓了，于是抑郁症的各种症状也就暂时减轻或者缓解了。

根据这样的分析，精神抑郁症的病机应当是肝胆气郁，少阳不足，三焦不畅，枢机不利，痰浊内阻，心神不宁，这就是中医辨证的结论。有了辨证结论，也就有了针对辨证结论的治法，这叫"法随证立"。**应当和枢机，解郁结，益少阳，畅三焦，化痰浊，宁心神，这就是一般抑郁症的根本治法。**

和解消百病，选方寻经典

中医把治疗方法中的汗、吐、下、和、温、清、补、消，称作"八法"，在八法之中的"和法"，也就是"和解法"，我认为就是"和枢机、解郁结"，并不是中和。和解法正是我在治疗许多精神疾病和心身性疾病的过程中，最为常用的方法，于是有学生竟然戏称我为"和解派"。

门的开合自如，要靠合页的灵活转动。车轮的旋转轻巧，要靠轴承的润滑光泽。合页和轴承，就是门和车轮的枢纽。人体的气血流畅，代谢通达，心情愉悦，要依靠少阳胆和三焦气机生发疏泄之力的促进激发和推动，因此《黄帝内经》说"少阳主枢。"也就是说，少阳胆和三焦就是人体的枢纽，就是调节人体气血循环和新陈代谢的合页与轴承。"和枢机、解郁结"的治疗法则，就是为人体的合页或轴承，除锈抛光并添加润滑油。只要少阳胆和三焦的气机畅达，则百病皆消。于是我稍稍夸张一点说，就是"和解百病消"。当然并不排除在其他情况下，汗、吐、下、温、清、补、消等方法的应用。

在中医学界，人们把《黄帝内经》《伤寒论》和《金匮要略方论》称作经典，而《伤寒论》和《金匮要略方论》中所记载的方剂叫经方（经典方剂的意思），把后世医学家所创制的、临床使用概率高、疗效好的方剂叫名方。这些方剂经上千年的临床应用检验和现代实验室的研究，用药精当，配伍严谨，疗效确切，至今在临床仍然大量应用。

我选了中医经典著作之一《伤寒论》的柴胡桂枝汤，后世名方温胆汤，唐代医学家孙思邈《千金要方》的定志小丸合方加减，寒温并用，攻补同施，具有和枢机、解郁结、助少阳、畅三焦、化痰浊、宁神志、定魂魄的作用。从中医治法的分类来看，这个复合方剂当然属和解剂的范围。临证用此方治疗精神抑郁症，当然还要随证加减。怎么加减，就要根据病人当下的具体情况来处理了。

我们前面提到的那位副研究员女士，就是运用这样的思路和方剂，两周症状大减，3个月后恢复上班。康复后至今十几年，没有再复发。

由于精神抑郁症有确定的症状表现，而病人的临床症状又大多雷同，所以我用一个方子来治疗此病，有人把这种方法看成是辨病选方。但我认为这是通过辨识病机后的选方，仍然属于中医辨证论治的范畴。

有意思的是，我把这种治疗法则和复合方剂，用到治疗其他精神疾病和心身性疾病，通过适当加减，在很多情况下都可以取得疗效。这正是"和解消百病，选方寻经典"的临床证验。

阳光下的运动胜过吃药

万物生长靠太阳，太阳光和热的辐射，加上地球的自转与公转，才使地球上有了昼夜和四季之分，有了春生夏长秋收冬藏的生命节律，有了升降出入五行之气的交替运动，所以人类要得到健康的体魄，一定要回归到化育生命的摇篮中，这就是回归到大自然的怀抱中，接受阳光的照耀，呼吸大自然的空气。科学家研究证实，当人得到阳光充足照射的时候，大脑会增加血清素的分泌，让人活力充沛、心情开朗。而通过检测发现，抑郁症患者的血清素水平比起正常人群普遍偏低。**这就验证了，见阳光少的人，抑郁症就会高发。**

朋友之子，高中毕业后到美国读书，学成回国创业，资产过亿，但在44岁的时候得了严重的抑郁症，公司的正常业务完全不能主持和过问。服西药两年，症状此起彼伏，未能康复。朋友找我，我建议配合服用中药调整体质。但这位在美国受过系统教育的创业者，根本不相信中药可以治病，认为这是巫师一样的心理暗示，拒绝服用中药。于是我给了他第二个建议，建议他回到他的出生地河北平山县，徒步走遍县里所有的村间道路，还要向当地老村民采访八路军当年活动的事迹，并要在农民家吃住。

他听了我的话，回到故乡，背起背包，徒步出发，日出而行，日落而息，晚上还要采访，结果还没有走完全县的村间道路，体力就得到了大幅度增加，抑郁情绪荡然无存。可见在阳光下的运动，既是预防抑郁症的方法，甚至也可以是治疗抑郁症的高招。有时候，或者说对于某些人，阳光下的运动可能会胜过吃药。

别让讳疾忌医害了你，抑郁症完全能够治愈

怎样预防抑郁症，有了抑郁情绪或者患上抑郁症，应如何面对？

患抑郁症的人，几乎都是智商很高的，极其聪明又极其敏感的、力求完美的人。如果他们的身体素质好，承受压力的能力强，那就是领袖、帅才、科学家、医学家、艺术家、诗人、作家、大律师、大企业的管理者。如果身体素质稍差，当自己给自己的压力超越了身体承受能力的时候，当其他疾病导致身体健康状况不佳的时候，就可能发病。

2004年1月12日《哈佛红人校刊》的调查称，在过去一年中，80%的哈佛大学学生至少有过一次抑郁。哈佛大学被誉为"美国政府的思想库"，曾经出过8位美国总统，44位诺贝尔奖获得者、30名普利策奖获得者，大

批世界级的学术带头人、文学家、思想家，既是人类精英荟萃之所，也是抑郁症高发的聚集地。因此在某种程度上可以说，能得精神抑郁症的人，在智力水平上，就可能是人类的精英。

何况这是完全可以治愈的病，治愈后同样可以发挥你的聪明才智，同样可以达到人生光辉的顶点，所以在很多时候，我常常向病人讲述"聪明反被聪明误""难得糊涂""糊涂难得"这样的道理。

既然出现精神抑郁症的关键和身体健康素质、健康状况有关，所以增强身体素质，强壮阳气，也就成了预防精神抑郁症的关键。

怎样才能增强身体素质，强壮阳气？主要就是增加在室外阳光下的运动时间，在阳光的照射下，就能增加大脑血清素的分泌，人的情绪就会淡定愉快。**从中医的角度看，只要运动，动则生阳，阳气通达，代谢流畅，气机畅达，痰湿不生，自然也就不会出现抑郁内生的问题。**

得了抑郁症怎么办？包括有抑郁倾向、抑郁情绪的人。一定要找医生积极治疗，不要回避，更不要讳疾忌医。我曾多次看到抑郁症的复诊病人，把上次处方中关于姓名、主诉、症状、诊断、治法的内容全部撕掉，只剩下处方部分，我问，为什么要这样做，对方的回答是，不愿意让别人看见他的病情。这就说明，在很多人心目中，对精神抑郁症还是有成见的。其实这根本不是见不得人的事情，抑郁症就像感冒一样常见和多发，有了抑郁的表现，就要大大方方地找医生诊治。

躁狂发作，健康都去哪儿了

精神抑郁症是精神躁狂抑郁症的发作形式之一，有时候在抑郁症的治疗过程中，可能会突然转入躁狂。这里说的躁狂和精神分裂症的狂躁完全不是一回事。精神分裂的狂躁是自制力、自知力丧失，出现登高而歌、弃衣而走、骂詈不避亲疏、打人毁物、不知脏秽等行为，思维行为和外界环境割裂而无关。

而精神躁狂抑郁症，无论抑郁还是躁狂，其思维都与外界环境相关相协调。

躁狂抑郁症中的抑郁发作，表现出情绪低落、思维迟钝、言语动作减少三联征。躁狂发作则恰好相反，表现出情绪高涨、盲目乐观，思维敏捷，言语动作活跃三联征。从表面看来，一个乐观开朗、思维敏捷、言语动作活跃的人在我们中间，我们怎样判断这是一个正常的、能干的人，还是一个精神躁狂抑郁症患者的躁狂发作呢？就看看他是不是吹牛撒谎说大话。

多年前，一位前辈患病在床，给我打电话说："小郝，你来老师这儿一趟，老师有事情托你。"我见了老师，老师说："我那儿子又辞职了，在家没有事情干，我担心他今后的收入来源成问题，他是个不错的针灸医生，你留意一下，以后有机会的话，帮他找一份工作，我就可以瞑目了。"后来一个朋友帮人开办诊所，需要内科、针灸、推拿医生，我向这位朋友推荐了老师之子，谈好了底薪和治疗提成的比例。随后给这个老师的儿子打电话。我介绍完情况后，他很认真地说："郝叔叔，咱们不去他那儿，我现在在家，病人来家找我扎针，一个月大概有五万块钱的收入，到他那里两千块钱的底薪算什么！"

我听后暗想，这真是长江后浪推前浪，一代更比一代强，老师大可不必担心。于是我给老师打电话说了这一情况，并说："老师呀，儿孙自有儿孙福，不用父母做马牛，您放心吧，孩子们比我们棒多了。"电话那头静静的，大约过了一分钟，听筒里传来了一句低沉而又无奈的声音："他又犯病了。"

我这才意识到，老师的儿子患有精神躁狂抑郁症，现在是躁狂发作，因此就出现了感觉良好、淡定自若的吹牛撒谎。躁狂发作就要疏肝气，清心火，化痰浊，宁神志，就要用另外的方剂治疗了。

不少躁狂抑郁症患者躁狂和抑郁交替发作，也称双向情感障碍，那就更需要求助中西医专家了。

精神抑郁症、焦虑症等精神疾病，都与身体健康状况有关。那么在通常情况下，一个身体健康，工作效率很高的人，是不是就能很好地控制情绪，不发脾气、不生气呢？其实这样的人有时候也会发脾气，也会生气。

那么，气从何来呢？

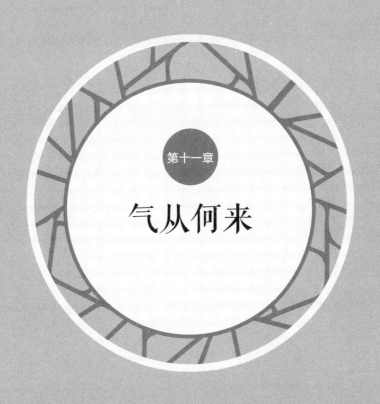

第十一章

气从何来

邪之所凑，其气必虚。

——《黄帝内经·素问·评热病论》

俗话说"心平气和"，既有情绪稳定，又有气血调和，心平与气和是并列关系，这就是一种心身健康的状态。但是我们也可以把心平与气和理解为因果关系，就是人的情绪稳定了，气血也就能调和了。

　　各种负向情绪导致的诸多心身性疾病和精神疾病，我们已经举过不少例子，只是想通过这些例子，告诉大家，魔由心生，病由心起，调节控制管理好自己的情绪，对于身心健康是多么重要。

　　但是有很多时候，原本有较好的修养，平时又能较好地控制情绪的人，却出乎意料地超常暴躁，事后连他自己都感到莫名其妙——为什么自己会如此失态？

　　人们通常说"气不打一处来"，这"气"字在这里是指暴躁的脾气的"气"，生气的"气"。这气究竟是从哪里来的呢？其实这和当时的身体健康状况有着密切的关系。

人在疲劳后容易发脾气

一次某报社两个记者采访了我，我告诉他们成稿后见报前，一定要让我看看稿子，修改认可后再刊发。但时间一晃就是一个多月，没有任何消息。那一天我在外地连续讲了两天课，加上课间学员不停地找我看病咨询，回到宾馆已经是晚上9点了，确实感到有些疲劳。打开电脑想看一下有没有信件，竟然收到了记者刚刚发来的采访稿，但信中并没有说什么时候要刊发这个稿子。虽然其中主要的话是我说过的，但记者根据报道的需要，艺术加工的地方还真不少，这不是我的风格呀！文章确实需要修改。我想今天实在是太累了，等明天回北京，仔细修改后再发还他们吧。

我刚关了电脑准备洗洗睡觉，突然电话铃响了，是记者打来的。"郝老师，我们把写好的稿子刚刚发给您，您看看如果没有意见，明早就要印刷见报。"我立即火冒三丈，真的是气不打一处来。心想，你明天见报，今晚才发给我，不给我一定的时间来修改，这哪是尊重被采访者的做法啊？我宁可不发这篇文章，也不能把没有经过我认真修改的稿子随便发出去。于是连想都没想，满腔怒火地吼道："稿子有很多地方歪曲了我的意思，我不同意发稿，如果你们发了，我就起诉你们！"吓得这个小记者连忙挂断了电话。我仍然余怒未消，但当时并没有意识到自己的情绪已经失控。

过了15分钟，助理从北京打来了电话，这个电话是报社总编打给助理，助理用三方通话的方式打给我的。总编在电话里首先向我道歉，稿子给我发得有点晚，明天要用，刚刚才发。但随后就说，所有看过稿子的人都一致认为稿子写得很好，他们胸有成竹，认为我一定会认可并通过发稿，版面已经按字数空出，并设计好了版式，而且没有备用稿，如果这个稿子我不同意发，就会影响明天整个报纸的印刷发行，这就是一次重大的责任事故。希望我能尽快修改，在晚上11点以前发回北京，零点就要开印。

助理在电话里也提醒我说："知道老师今天太累了，所以情绪不稳，但这几个年轻的记者和编辑们连夜工作，也不容易，希望老师能理解他们，帮助他们。"

我这才意识到，我的情绪失控了。为什么会失控？疲劳了，正气受损，能量消耗过头了。如果一个人在身心疲劳，甚至接近精疲力竭的时候，你再给他增加一项没有心理准备的繁重工作任务，他的机体或者说自调机能就会做出冲动的、无理智的自动拒绝行为，这样就不至于使他的精力、体力消耗殆尽。从这个角度来说，疲劳后容易发脾气，实际上是机体的一种自我保护反应。就像你已经吃得很饱了，你就会自动拒绝继续进食一样。

当我意识到问题的严重性，又认识到自己的情绪不对头之后，立即振作精神，重新打开电脑，一字一句地修改文稿，为了不给排版的工作人员添麻烦，不使版面重新调整，我在原字数基本不变的前提下，修好了稿子，晚上11点发回北京，凌晨报纸按时开印。

事后我深深反省，我一直在给别人讲情绪的调控，讲提高认识自身情绪的能力，提高妥善管理情绪的能力，提高自我激励的能力，提高认识他人情绪的能力，提高管理人际关系的能力。可是我自己为什么在身心疲劳的时候居然也会情绪失控？所以能否控制情绪，不仅仅是一个修养问题、认识问题、心理问题，而且也必然是和身体的健康状况有密切关联的问题。

俗话说"心平气和"，既有情绪稳定，又有气血调和，心平与气和是并列关系，这就是一种心身健康的状态。但是我们也可以把心平与气和理解为因果关系，就是人的情绪稳定了，气血也就能调和了。我们还可以把它们倒过来，就是"气和心平"，人体的气血调和了，情绪自然也就稳定了。于是治疗身体，才能平复情绪的思想和治疗思路，我从自己的体会中再一次得到了证验。后来我注意到类似的例子实在是太常见了。

饥饿低血糖，情绪难稳定

那是一个周一的下午，北京中医药大学往届毕业生冉芳，在她先生的陪同下到门诊来找我。冉芳现在是一家著名公司的策划部副主任，一见我还没有说两句话，就泣不成声。通过她先生的简单介绍，我知道冉芳是受到了领导的粗暴批评，不能承受，已经三天三夜没有睡觉，精神几近崩溃。等她的情绪稍稍平稳后，慢慢说出了事情的原委。

上周五的中午，公司各办公室的工作人员陆续关了电脑，离开办公室，到楼下的食堂吃午饭。冉芳在楼道走着，路过公司领导牛总经理的办公室，突然想起，两周前牛总曾布置给她一项任务，要求她务必在两周内落实。赶巧冉芳忙着儿子小升初的事情，早把这件事情忘到了脑后。她见牛总办公室的门开着一条缝，想都没想就推门进去，直言不讳地说："牛头儿，你交给我的事情，我给忘了，突然想起来你给了我两周的时间，现在两周到了，我还没有去办，我下周……"还没等冉芳把话说完，牛总腾地一下站了起来，怒眼圆睁地吼道："计划中这么重要的一件事情你居然给我忘了，你还想不想在这里干了，不想干就直说！"

这可吓坏了冉芳，她万万没有想到，这位文质彬彬、平时对部下如兄长般关爱的直接领导、顶头上司，居然还有凶神恶煞般的另一副嘴脸。冉芳还想争辩两句，刚要开口，牛总继续大吼着说："你什么也别说了，给我滚！快给我滚！"

冉芳回忆说，她看到牛总愤怒的变了形的脸上冒着豆粒大的汗珠，右手拿着的水杯不停地在颤抖，感到牛总真的是发怒了，而且是怒火中烧，如果她不立即逃跑，牛总手中的杯子很可能就直接朝她的脸上砸过来，吓得她落荒而逃。

冉芳再也没有食欲了，也没有继续往食堂走，而是直接返回了办公室。

她长这么大，从来就没有受到过这么粗暴的批评，受过这么大的委屈，越想越难受，最终还是没有忍住，就号啕大哭了起来，又怕同事们看见。就乘同事们还没有从食堂吃饭回来，留了张纸条说，下午外出办事，然后就回了家。从周五下午一直到周一上午，冉芳睡不着，吃不下。知道我周一下午有门诊，就由先生陪着来找我看病了。

我问："这个牛总是一个什么样的人呀？"

冉芳说："牛总是3年多以前应聘到我们公司任总经理的，他有运动员一样的身体，学者一样的风度，军师一样的智慧。他思路开阔，见识广，点子多，在他全方位的策划指挥和全身心的投入下，不到3年，我们这个原本名不见经传的小公司，总营业额就进入了国内同行业的前几名。公司各部门负责人和每位工作人员，对这位传奇般的领导都很佩服。可是我就是想不通，他怎么能够对下属这么粗暴无理。"

我说："你找他的时间是中午，是不是？"

"是，是我中午要去食堂吃饭，走在楼道，路过他的办公室，见开着个门缝，就顺便进去了。"

"你看到他脸上冒汗珠，右手拿着水杯的手不断在颤抖对不对？"

"对，对！"

"你知道这是为什么？"

"是生我的气，因为我忘了他布置给我的工作任务，他暴怒了，气得全身颤抖，还要拿杯子砸我。"

"亏你还是中医药大学的毕业生，学过医，这是显著的低血糖的表现，牛总当时处于严重的低血糖状态。你想过没有？人渴了要找水喝，饿了要找饭吃，这都是机体的自调机能在发挥作用，也是生命能够存在并延续的本能反应。人在饥饿的时候、血糖偏低的时候，如果不能很快找到食物，人体的自调机能就会根据血糖含量的高低来预测自己还能活多久，或者说在计算如果没有食物摄取，自己还有多长时间不会被饿死。在这种情况下的人，大脑的首要反应就是，如何很快能够找到食物，获得足够的能量，而不是保证对其他复杂的事情做出明智的决策和判断，于是就会冲动行事。因为在食物匮乏的时候，听从胃肠和身体感受的指示，迅速冲动行事，去抢夺食物的人或者动物，存活下来的概率会更大一些。显然在饥饿和低血糖的时候，人的学习能力、工作能力、处理问题的能力都会降低，控制情绪的能力更会大打折扣。如果你再去给他谈他最不愿意听到的事情，或者需要很费心思解决的事情，就很可能会出现匪夷所思的冲动、暴躁、发脾气。"

冉芳瞪大了眼睛看着我，张着的嘴巴久久没有合拢。看来她是完全没有意识到，牛总的脾气暴躁，竟然另有原因。

她接着问："老师，这么说来牛总发脾气是身体原因，是健康原因，是低血糖的原因，很可能是那天早晨，他没有吃早餐，并不是对我有多大意见，真的要开除我？"

我说："对呀！应当就是这样。"

"这3天你找过他或者他找过你吗？"

"没有，我害怕见他，也怕他找我，这3天我连手机都不敢开，把家里的电话线也拔了。"

"你现在赶快回单位找牛总，谈三个问题：一是对你没有按时完成工作任务或者说忘记这项工作，说明真实原因，真诚地向他表示道歉，并保证在一定时间内完成。第二，你要从一个医生的角度告诉牛总，周五中午你看到他脸上冒着虚汗，拿杯子的手在颤抖，这是明显的低血糖的表现。可是你当时忽略了这个问题，还和他谈他不喜欢听的消息，惹他生气，对此表示真诚的歉意。三是建议牛总每天一定要吃好早饭，办公室还可以适当存放一些小食品，如饼干、巧克力、糖果一类，以备在饥饿、血糖低时补充能量。要不你干脆就买两盒巧克力带着去见他。不过这次去见他，千万不要等到临近下班他又饿了的时候。"

"老师，我真能这样说这样做吗？"

"你只能这样说这样做，也必须这样说这样做。这样牛总就会意识到——知我者冉芳也。"冉芳终于开心地笑了。

"老师，给冉芳开一服中药吧，她睡不着觉。"冉芳的先生在一旁要求说。

"她已经不需要服药了，你现在马上开车送她回单位找牛总，趁天还早，牛总的血糖还不会低。找完牛总，冉芳晚上就睡着觉了，你叫也不一定能叫醒她了。"

后来听说，牛总在他的办公室门上贴了一张告示，上面写着"饭前20分钟内，不要找我谈工作。"再后来听说冉芳由策划部副主任提升为主任了。我十分感叹，牛总真是一个明白人！

性饥渴是夫妻生气的导火索

我还遇到一件特别不好意思说，但又想说给读者听听的事。

那是很多年前，一个中年女士坐在轮椅里，左腿膝关节用长腿石膏托固定于伸直位，由儿子推着前来就诊。我一看就知道这是膝关节的髌骨骨折了。"你的腿怎么受伤了？"我问。"他爸那个畜生把我从床上拽到地上，摔成了骨折。"我心想两口子打架不小心摔伤，也是常有的事，我还是直接问她来看什么病吧。

"你来找我看什么病呀？""看失眠、郁闷，自从摔伤以后，我就严重失眠，心烦郁闷，伤心总想哭。等我骨折好了，一定要和那个畜生离婚。"

她又将话题回到了两口子打架上，短短的几句话都离不开"畜生"。看来她这个失眠郁闷和摔伤有关，而摔伤又和两口子打架有关。不让病人陈述发泄一下病因，恐怕不行。

该女士把儿子支了出去对我说，她的单位倒闭了，刚45岁就没有了工作，感到莫名失落和惆怅，很不适应。一天早上她在外面漫无目的地散步，看到街道广场有一大群大姐大妈在跳民族舞，她突然来了兴趣，跟在后面扭动了起来，这一扭动不打紧，从此就喜欢上了这个运动，每天早晨都要出来跳舞，常常和舞友们一直学习交流到中午。又有一天下午，她到附近的公园玩，听到不远处有人唱歌，还有伴奏。走近一看，一群中老年人围成一个圈子，音箱里放着伴奏，在轮流独唱，有唱美声的，有唱民歌的，也有唱通俗的，还有唱京剧、评剧的，唱得还真像那么回事，水平不低。她中学时专门学过美声，还被大家认为是标准的抒情女高音，在播放一首熟悉的歌曲伴奏时，她情不自禁地唱了两嗓子，没想到获得了满堂彩，从此她又加入了唱歌的队伍，而且成了队伍里耀眼的明星之一。就这样上午跳舞，下午唱歌，每天和舞友、歌友玩在一起，几乎是玩得是昏天黑地，渐渐就忘记了失去工作后的惆怅和失落。

她说："那一天我和歌友们一起到香山玩，傍晚回到家里，实在是太累了，脸也没洗，饭也没吃，衣服也没有换，就躺在床上睡着了。不知道睡了多长时间，被老公推醒，他一身酒气，要扒我的衣服，非要……我又困又累哪有那个兴趣！没有想到的是，他像一头发了疯的公牛，咬牙切齿地怒吼着，'我让你睡！我让你睡！我让你唱歌！让你跳舞！家也不管！我也不管！'然后把褥子、床单和我一下子就拽到了地上，我毫无准备，膝盖着地，就摔成了髌骨骨折。这样的人，简直就是畜生，我还能和这样的畜生继续过日子吗？等能走路了我一定和这个畜生离婚。"

"你们多长时间没有在一起了？"我问。"好几个月了，从我没了工作以后就没有了心情，就没有……"她回答道。

这位女士口口声声说着"畜生"，这倒真的使我想起了关于畜生的一段往事。我慢慢地说："1971 年的春天，我在单位的农场劳动锻炼，当时农场医务室没有专门大夫，我一个人既管给人看病、打针，也管给农场的猪、鸡打预防针。我们农场养着上千只鸡，一百多头猪。但这些猪个个骨瘦如柴，和附近农民养的猪一个个肥头大耳的实在不能比，我一了解才知道，我们农场的这头种猪和五只母猪是兄妹，我们的猪都是近亲繁育，所以它们的后代都长不好。我就给养种猪和母猪的陆师傅说，以后我们的母猪发情，要到附近的农村找公猪配种。公猪发情，要限制和本场的母猪交配，这样才可能提高猪的质量。一天中午，我正在午睡，突然有人喊，'小郝，快快，陆师傅被猪咬伤了，流了很多血，大家都在医务室门口等你呢。'我心想，猪怎么还敢咬人？立即从宿舍跑到医务室，为陆师傅消毒、包扎。陆师傅说，'大公猪发情了，拱塌了圈墙，跑到了母猪的圈里，我一看不好，就用铁锹拦着它们，大公猪猛回头照我的大腿就是狠狠的一口，啊……'"

"妈呀！老公猪发情了，咬人！还咬人？咬的是一直喂它的饲养员？它疯了，咬人！疯了……"坐在轮椅中的女士，语无伦次，又像是吃惊地自言自语。

我不再说话，开了疏肝解郁、清心安神和补肾的中药，让学生把她的儿子叫进来，告诉她儿子，药怎么吃，随后说："把你妈妈推走吧，回家让她按时吃药，很快就会好的。"母子俩走了。

一个随诊的女学生问我："老师，你给这个病人讲一个养猪的故事干什么？"我说："她听懂了，你没有听懂没关系。"

记不清过了多长时间，这位被老公拽到床下而摔成髋骨骨折的女士和她老公一起来到门诊，一进门两个人就像事先演练好一样，齐齐地给我鞠了一个躬，说了几句感谢的话，就离去了。我明白，这是这位男士的那张旧船票，又登上了那只客船。

两性交合，是动物传宗接代、物种繁衍的本能，这是生命的规律。对人来说，是人成年以后，生理心理和繁衍的需要，是疏肝气、调气机、畅情怀、安心神的需要。孔子说："饮食男女，人之大欲存焉。"孟子说："食色，性也。"古今中外都强调性爱对人身心健康的重要作用。一些人莫名其妙地心烦急躁，在配偶面前发无名火，无理取闹，无风起浪，脾气暴躁，情绪失控，按照弗洛伊德的说法，都与性没有得到满足、身体内的某些物质没有得到足够的释放有关，但往往本人和配偶并不知道是什么原因，以致无休止的吵架－误会－再吵架－加深误会，直至使婚姻走上崩溃的边缘。弗洛伊德还认为，所有的癔症，就是歇斯底里、情绪失控，都与性没有得到满足，某些物质没有得到释放有关。

所以这位男士情绪失控，异常暴躁，显然有他生理的原因，当他的太太理解了这一点，就会意识到自己每天唱歌跳舞忽略了老公的感受和需求，于是心理也就平衡了，心情平静了，家庭也就和睦如初了。

骨折外伤后，焦虑暴躁难自控

这位髋骨骨折的女士，情绪之所以气恼激动异常，口口声声骂"畜生"，其实也和她骨折导致身体健康受损有关。我遇到多例骨折、外伤后，或者其他外科手术后，情绪容易发生异常的病人。

一位邻居女士，61岁，身体一向很好，性格外向，乐观开朗，待人宽厚。一天保姆用清洁剂擦洗家中地板，这位女士走路不小心滑倒在地，竟然摔成了足部骨折，到医院打了石膏，回家休养。几天后，她先生来找我，说他太太彻夜失眠，心烦急躁，坐卧不安，心慌心跳，惶恐不宁，郁闷异常，说他太太长这么大，从来没有过这样痛苦的感觉，甚至达到了不想活的地步，一定是得了什么大病，还没有被查出来。

我看过后认为，她患了骨折后焦虑症并伴有抑郁。骨折后焦虑症或者抑郁症，在医学书里并没有这个病名，这是我看到许多骨折或者外伤后的病人，也包括外科手术后的病人，都有不同程度的、时间或长或短的焦虑或者抑郁情绪后，给起的名字。

她和她先生都不同意我的诊断，认为像她这样一辈子乐观开朗、豁达大度的人怎么可能会是焦虑抑郁，不可能！一定是某些内脏出了大问题，才使她如此痛苦难耐。

我说人的精神状态与身体状态密切相关，这叫形神相关，身心合一。现在你骨折后，躺在床上不能动，运动量显然就减少了，整个身体调动了全部力量来修复你的骨折，所以在身体内部就出现了能量布局的调整，于是心神失养，就可能出现心理精神方面的问题。我用中药治疗一个月，他就彻底康复了。于是邻居两口子才真的认可精神焦虑和抑郁并不单纯是心理性格的问题，而是与身体健康状况密切相关的问题，治疗身体就能平复情绪。

后来我把这个病例讲给跟诊的学生听，跟诊的一位女医生突然喊："啊呀！老师，我错了。"我说："你做错什么事了？"

"一个月前下完雨，我让老公去学校接孩子，没想到路滑，他骑车不小心，连人带孩子摔倒了。等他推车回到家，进屋后我先问孩子伤到了哪里，可他不但对摔了孩子一点愧疚之心都没有，还冲我大吼，好像是我让他去接孩子才造成的事故，成了我的责任！当时我那个暴躁，以至于我气得都没情绪问他有没有受伤。他平时是很少发脾气的，这是怎么了？到吃晚饭的时候，我发现他的右手连筷子都拿不了，这才带他去医院检查。一检查才知道，他右手臂桡骨小头骨折，而且伤势严重。那些天，尤其是他受伤后的一周内，他非常烦躁，一直压不住火，我也是气得不得了，就和他吵，搞得整个家谁都不愉快。差不多一周以后才好了点。紧接着他就出现了他有史以来第一次胃痛，疼得不能忍受，还自己去买了莫名其妙的药，就这样折腾了快一个月。我原来一直不原谅他，现在知道了，这是身体原因导致的情绪不稳，就应当理解他，并帮他做心理疏导。"

经前和经期情绪爱波动

对女性来说，每月都有一个特殊的生理期，这就是月经期。在这个特殊的生理时期，不能生气，生气很容易会引发多种疾病。其实，经前期这样的特殊生理时期，情绪也特别容易失控，甚至做出一些不可理喻、匪夷所思的事情。

这是一位 34 岁的女性，来门诊找我看痛经。她说每次经前 7 天就开始乳房胀痛，心情郁闷烦躁，经前 3 天就开始小肚子痛，越痛越厉害，经前一天会痛到呕吐，根本不能上班，要靠止痛药才能稍稍缓解。我看了脉象和舌象，判断为气郁湿盛、瘀阻寒凝。按时间推算，再过 9 天就要来月经了，于是我就开了疏肝行气祛湿散寒化瘀的中药 7 剂，让她在月经前 7 天，每日服一剂，服到月经来潮的第一天为止，并告诉她这叫经前方。等月经来过并干净后，来门诊再开经后方进行调理。就这样调理了 3 个月，她就不再来找我看病了。

三个多月后的一天，门诊来了位男士，一进门就说："今天专门来感谢郝大夫，不仅治好了我老婆的痛经，还挽救了我的家庭。"还没等我开口问情况，他就拿出我开的几张处方递给我看，就是我刚才说到的那位女士的处方。他说那位女士是他老婆，现在痛经好了，经前也不呕吐了，但更重要的是她的脾气也好了。

原来他老婆每次来月经的前几天，身体就开始难受，肚子痛、呕吐，这只是症状表现之一，最糟糕的是火气冲天，暴躁异常，根本不用人点火，自己就莫名其妙地火冒三丈，骂孩子，或者跟他嚷嚷，后来严重到了摔东西、砸东西的地步。

"最可怕的是，有一次我妈妈在厅里看电视，老人耳朵有点背，声音开得有一点大，她居然从卧室里跑出来怒吼着，'我让你看，我让你看！'拿着大擀面杖把家里刚买不久的大屏幕电视机给砸了。这让我妈妈实在接受不了，坚决要求我和她离婚，不离婚就和我断绝母子关系。我夹在她们中间，真是度日如年。我们的家眼看就处于崩溃的边缘了，我只好把老婆送到她妈家，并开始让她来找您看病，这不看了三个多月，她再也不发脾气了。主动回家向我妈赔礼道歉，并说明这是经前情绪不稳，不能控制自己，才闯了大祸。现在通过治疗已经好了，实在是感到追悔莫及。我妈这才算原谅了她。"

其实经前焦虑烦躁，控制情绪的能力下降，是一个比较普遍的现象。当然这个病人的情况是特殊严重的，需要用药物治疗。所以女性同胞如果知道自己有这样的问题，最好事先就和家人、同事、朋友打好招呼，即便情绪一时失控，大家也能够理解，这样也就不会造成太糟糕的后果。

睡眠不足容易导致极度情绪失控

睡眠严重不足的时候，会影响和削弱人控制情绪的能力。美国一个小伙子，为了完成一项实验，在实验室里连续工作了一周，饿了就随便吃一点简餐，实在困得不行了，就在实验室的沙发上睡一小会儿。好不容易实验结束了，他困得连车都开不了，是同事们开车把他送到了家里。他上床倒头要睡，可就在这时几个十几岁的小男孩在他的窗外奔跑打闹，他关上窗户还能听到孩子们的嬉闹声。他打开窗户警告他们不要吵闹，可是这几个顽皮的孩子们并不知道事情的严重性，继续在窗前嬉闹。小伙子怒不可遏，开枪当场打死了两个孩子。

这就提示人在睡眠严重不足的时候，就容易情绪失控。

人的一生有三分之一的时间是在睡眠中度过的，大自然有昼夜交替的规律，人就有睡眠和觉醒、兴奋和抑制的交替规律。睡眠是大脑周期性功能活动的一个重要部分，是大脑生理功能和心理功能所处的一种休整状态。睡眠－觉醒周期一旦发生紊乱，往往会导致多方面的心理和生理功能障碍，长期的睡眠障碍也会导致多种心理生理功能失调。

有关研究表明，睡眠短缺对大脑的影响与轻度醉酒是一样的。我们都知道，在醉酒的状态下，人们毫无自控力可言。

如何防止和面对情绪失控

从前面我举的这些例子可以知道，人在极度疲劳的时候，在饥饿血糖偏低的时候，在某些生理需求没有得到满足的时候，在外伤骨折或者患其他疾病的时候，在女性特有的生理期的时候，在睡眠严重不足的时候，还有在工作生活压力大的时候，在这些特别、特殊的情况下，都可能超乎寻常地出现情绪失控、脾气暴躁的问题。所以在这些情况下，自己一定要认识到这个阶段情绪反应大，控制情绪的能力低的情况，就更要注意控制自己的情绪，而不要做出后悔终生的事情。而对于他人在特殊身体情况下出现的情绪失控，大家都应理解、宽容和谅解。

其实即使是在通常情况下，控制情绪的能力也与身体的健康状况、身体素质密切相关。比如肝气郁结或者肝阳上亢的人，脾气就特别大，一点火就着，甚至没人点火都能自燃；心胆阳虚气虚的人，就容易胆小、郁闷、思维迟钝，就不能够在早晨和上午处理重要的或者复杂的事情；心阴虚心火盛的人，就特别容易心烦急躁。痰火扰心的人，就可能出现躁狂疯癫、打人毁物的情况。

苏格拉底经常说的一句话就是"认清你自己"，我要告诉大家的是：认清你自己的身体！如果你能认清自己的身体状况，根据自己的身体状况选择适合自己的工作，自己能够承受的压力，你就可以边调整自己的身体，边调整自己的情绪，边调整自己的事业。这就像是，你知道自己是塑料制品，就不要硬去充当钢铁侠，这样就少很多英年早逝的遗憾。

治疗调节身体，就是平缓稳定情绪的有效方法。所以一旦大家意识到自己控制情绪的能力下降，就应当想到这是与身体健康状况有关的问题，而不单纯是心理问题，就需要找医生进行适当地调理和治疗。

第十二章

情绪真的能
决定人生吗

夫上古圣人之教下也，皆谓之虚邪贼风，

避之有时，恬淡虚无，真气从之，

精神内守，病安从来。

——《黄帝内经·素问·上古天真论》

这就是意识情绪的问题，一心装老，心已老，人自然也就衰老得快。

意识情绪决定人生的命运，掌控情绪的能力决定人的健康、决定这个人能否成功和一生是否幸福。

大千世界，芸芸众生，为什么有的人春风得意，有的人却黯然无光？为什么有的人财运亨通，有的人却穷困潦倒？为什么有的人身心健康，有的人却病魔缠身？每个人的意识情绪不同，掌控情绪的能力不同，就是导致每个人具有不同的命运的原因之一。

瑞士心理学家荣格说：性格决定命运。

美国心理学家罗曼·皮尔说：态度决定一切。

半世行医经验告诉我，意识情绪决定健康和人生。确切地说，就是你的意识情绪状态，决定了你是否会有健康的身心，是否会有一生的好运气，是否会有一辈子的幸福。

老罗和老薛的"冰火两重天"

20世纪70年代中期，北京中医学院与某地合作办了一个三年制的中医临床班，学校派老师轮流到那里给学生们上课。学生有四十来个，他们来自农村，大多是赤脚医生，与现在的本科学生相比，年龄相对要大一些，但是有一定的临床经历，对中医的理解比没有任何医学基础的本科生要好很多。而且当时上课，常采用讨论式，学生可以在课堂上随时提问题。

班上的一个学生姓罗，人很聪明，记忆力也好，遇到问题，总爱打破砂锅问到底，直到完全明白为止。我作为老师，对这样认真的学生，还是很欣赏的。可是不久我就发现，老罗有一个毛病，就是经常抱怨。吃饭抱怨食堂师傅做得不好，睡觉抱怨别的同学咬牙、打鼾、说梦话，出门等车抱怨公交车间隔时间太长，浪费乘车人的时间。天冷抱怨冷，天热抱怨热。阳光照到教室里，抱怨学校吝啬，舍不得花钱装窗帘。没有任何一件事情他不抱怨的，不仅抱怨，而且还处处挑剔，总是牢骚满腹。和别人交流，没有一句话不是针锋相对，你说东，他就偏说西。

那一次是我校的一位年轻女老师上课，上课前她找我说："郝老师，我想请你陪我去上课，这是我第一次登台，有点紧张，你给我壮壮胆，万一学生提出什么刁钻古怪的问题我答不出来，你就帮帮我。"于是我就坐到了教室第一排的边上。那堂课老师讲的是中医脏腑学说中的六腑，当讲到胃主降浊的时候，老师解释说，吃的饮食物要通过胃、小肠、大肠通顺下行，这就叫胃主降浊，胃气以降为顺，以通为用。

讲到这里，老罗站起来说："老师，我就不相信胃一定要降浊，有时候胃不降浊也没有关系。有一次我吃多了，胃胀不舒服，用手指探喉吐出来许多胃中的东西，就舒服了。因此胃主降浊不一定是真理，浊物上逆，也是很舒服的。"

这位女老师年龄比大多数学生还要小，又是第一次上课，紧张而又腼腆，在情急之中，一时找不到解释或反驳的理由，满脸通红，几乎要急哭了。老罗却环顾教室四周，一副洋洋自得的样子，以为难倒了老师，出尽了风头。

我当即站起来说："胃主降浊是规律，饮食物自然要下行，如果不下行到小肠，人体就不能吸收营养，人就不能存活。吃到胃里再吐出来，这不是规律。"

也许是天意，当然我更认为是巧合，一周后，老罗得了急性阑尾炎，住院后医生给他做了手术，手术后的当晚，我和其他几个同学到病房看他，他躺在病床上，胃部胀痛难忍，满脸痛苦。他告诉我，他现在完全认可胃必须降浊了，胃不降浊太难受了。原来手术前医生告诉他，手术后要禁食48小时到72小时，术前要尽量少吃。他听后暗想，这就意味着要禁食2～3天，那一定会很饿，术前为什么要少吃？我就不听你的，我就不少吃，这样不至于术后饿得太厉害。于是他和医生的要求背道而驰，术前那顿饭拼命吃，一顿吃了平时两顿分量的饭菜。医生手术用了腰麻，术后肠道会有一段时间处于麻痹状态，不能正常蠕动，于是胃中的大量食物就下不去，滞留在胃中，发酵过度，产气太多，因此胃部胀痛难忍，痛苦不堪。

我说："你为什么不用探喉的方法催吐？你在课堂上不是说，胃中的浊气上逆也是很舒服的吗？"他说："手术的刀口太疼了，只要腹部的肌肉稍动一动，腹压稍稍增加，就疼得不能忍受，不敢翻身、不敢打嗝、不敢咳嗽，所以根本不敢用探喉的方法催吐。这才真正体会到胃必须降浊，胃气以降为顺。"

我想老罗还算不错，有改正错误、服从真理的精神。我在当地完成教学任务回到北京后，相当长的一段时间里再没有这班学生的音信了。

1988年，我到当年曾经上过课的地区做讲座，不过地区的建制已经变成了地级市。下课后，听课的医生们把我围了起来，有要求合影的，有要求签字的，也有问问题的。正在这时，一个有长长的胡须、苍黑的皮肤、花白的头发、满脸皱纹、紧皱眉头、目光昏暗、弯着腰驼着背的人挤了进来，摇着脑袋问我："你看我是谁？"我摇摇头。他说："我就是罗某，就是那个上课说胃不降浊也可以的罗某。"不是他报出姓名，又说出那件使人难忘的课堂旧事，我还真是认不出这人是谁。算来他也就是四十多岁呀，怎么俨然是一个老头儿。我直言不讳："你怎么变成这个样子了？"

他告诉我，他很倒霉，没有好运气，班上的同学毕业后，不少被分配到地区的市级医院工作，而他偏偏被分配到县医院。刚到县医院，没有病人找他看病，而他看到那些老大夫的病人排着长队，他心里就是不服气，有的老大夫并没有受过什么正规的中医教育，就是跟师傅学了几年，会几张常用的方子，就到临床给人看病，什么道理都讲不明白，凭什么病人会有那么多？于是他到药房看了几天老大夫们所开的方子，他觉得这些方子都很普通，不比他高明。于是他认为，老大夫病人多，是因为他们有胡子，并不是医术高明。病人看中医，就是找有胡子的医生来看，于是他就开始留起了胡子。但老罗抱怨说，运气不好，十多年来，在这个县医院辛辛苦苦地工作，医院对不起他，领导对不起他，连主治医师都不给他评，他的水平哪一点在他们之下？老罗的这些话，都是当着众多医生的面说的，他一点都不觉得他的想法有什么不对头。

我说："你成家了吗？"他说："结过一次婚，但这女人和我不对脾气，几乎天天吵架，两年后就和她分手了，以后就没有再交女朋友。"

后来据他另外的同事告诉我，老罗是他们医院出名的怪人，年纪轻轻的，不仅留起了胡子，走路还学着老年人弯着腰慢慢蹀步，说话学着老年人的腔调，开口先出几声嗽痰的声音。每天懒懒散散、邋里邋遢，好像连个扫地的笤帚都拿不动的样子。说来也怪，从这人留起胡须以后，眼看着一天比一天衰老，和同龄的医生们相比，就数他衰老得快。即使这样，他的病人也还是没有多起来。

"这就是意识情绪的问题，一心装老，心已老，人自然也就衰老得快。"我心中暗暗地感叹。

2000年的一天，一个中年男子来到我在北京中医药大学的教研室找我，口口声声说他是我的学生，从外地来北京开会特意到大学来看我。可是我在哪里教过他？他是哪个班的学生？我实在想不起来。他拿出名片，我一看来人姓薛，职称是主任医师，职务是某市中医院院长。这个城市就是我们七十年代中期合作办学的地方呀。一聊起来才知道，此人竟然和老罗是同班同学，可是我对这个薛同学、现在的薛院长却没有印象。

他说，他来自农村，能到这个班上课，是乡亲们和领导给他的机会，他特别感恩。能进到这样的教室亲耳听北京中医药大学的老师们讲课，真是一生的幸运。上课的时候他总是坐在教室最后一排的角落，平时很少和老师说话，所以老师们都记不住他。但他说，每个老师的教诲，至今回响在耳边，终生难忘。

因为他和老罗是同学，老罗工作的县又属于他所在的城市管辖，我就顺便打听老罗的情况。薛同学说，老罗已经去世几年了。这使我有点吃惊，也有点意外。他说老罗一直身体不好，曾经得过带状疱疹，留下了顽固的肋间神经痛，尤其是夜间疼得厉害，经常因疼痛而彻夜难眠。还得过胃溃疡，胃疼经常反复发作。脾气越来越不好，每天闷闷不乐、心烦急躁，衰老得很快。有很长时间全身无力，最后不能出门诊看病。46岁那年他得了急性心肌梗死，到省城医院上过两个支架，没过两年又第二次心肌梗死，没有抢救过来。

从今天看，老罗心理上可能有些问题，说话和领导同事处处针锋相对，鸡蛋里总要挑出骨头来，人际关系一直紧张，几乎没有人愿意和他多说几句话。他自己也一直说自己命运不好，一生不顺，在他眼里这个世界是灰色的，处处充满了黑暗、不公平、罪恶、无助和无奈。

老罗的一生就这样结束了，不到48岁。急性阑尾炎、带状疱疹、胃溃疡、动脉硬化、心肌梗死，这都属于心身性疾病。这真是命运的摆布吗？我当时神情黯然，也有一些心痛，因为他当年提的一些怪问题，促使我和老师们更深入地思考，听说他离世，确实有些伤感。

"说说你的情况吧！"我对这位薛院长说。

"我没有什么可说的，老师，毕业时把我分派到了镇医院，原来我在村里当赤脚医生，能到镇医院工作，特别高兴，我爱中医，也爱医院，只要是医院的工作，不管是不是我的事，我都会高高兴兴地主动去做。医院任何一个同事有困难或问题，我都会帮一把。3年后，老院长提名我做院长，全院同事都支持。在老院长指导下和同事们的协助下，用了5年时间，把我们的镇医院办成了全地区的示范乡镇医院。后来县医院的老院长希望我能到县医院任副院长，帮助改变一下县医院的面貌。我到县医院不到两年，就被任命为院长。又用了5年时间，把这个县医院办成了省级的示范县医院。这个县医院就是老罗一直工作的医院。几年前市卫生局把我调到市中医院任院长，一直到现在。我这次来北京开会，顺便想请老师到我们那里讲讲课。"

我没有马上回答薛院长的要求，我说："薛院长，老罗毕竟是你的同学，你做县医院院长的时候，有没有想办法调动一下他的积极性，改变一下他的现状吗？"

他说确实想过，曾借着中医科的主任年事已高，建议提老罗做中医科主任，但几个副院长都不同意。主管人事的副院长提了个折中的建议，先请老罗做中医科的秘书，协助老主任做一些管理工作，如果做得好，再任命为主任。大家都同意这个方案。没有想到的是，副院长和老罗一谈，老罗生气地说："我凭什么给他提鞋、擦屁股？他不配！"从此医院的人都认为，老罗就是马尾穿豆腐——永远提不起来的一块料，所以他也就没有办法了。

我沉浸在老罗早逝、老薛一帆风顺的思考上。他们都来自农村，都在同一个教室上课，老罗毕业后分配在县医院，却抱怨倒霉。老薛分配在镇医院，却高兴满足。为什么一个是一生不顺，一个却有令人羡慕的良机？这是智力问题吗？肯定不是！

我当时联想起了1998年，华盛顿大学请来世界巨富沃伦·巴菲特和比尔·盖茨演讲，当学生们问道："你们怎么变得比上帝还要富有？"巴菲特说："这个问题非常简单，原因不在于智商。为什么聪明人会做一些阻碍自己发挥全部功效的事情呢？原因在于性格、习惯和脾气。"比尔·盖茨表示赞同："我认为沃伦的话完全正确。"

性格、习惯和脾气，我把它们归结为意识情绪，归结为掌控情绪的能力。也就是说意识情绪决定人生的命运，掌控情绪的能力决定人的健康、决定这个人能否成功和一生是否幸福。

老罗是个聪明的人，智商不低，学习成绩也很好。但他的意识情绪和控制情绪的能力，严重地阻碍了自己能力的发挥。不是别人不给他机会，而是他自己的负性意识情绪拒绝了许多机会。

我又在想，老罗为什么总是邋邋遢遢、疾病缠身、少气没力？老薛为什么总是精力充沛，每天都有使不完的劲儿？这是他们身体的能量级别有高低的差异。

身体能量级别的高低，难道和意识情绪也相关吗？

正向情绪带来高能量，负向情绪导致低能量

俗话说，"人逢喜事精神爽。"遇到喜事，你心里高兴，浑身是劲儿，这就提示能量级别高。能量从哪里来？从好的意识来，从正向情绪来。

当一个人生气发脾气后，心情郁闷、情绪低落时，就会感到很累、很疲劳、很没有力气。这就是能量级别降低了，能量是如何消耗掉的，被负向情绪消耗掉的。精神抑郁症的诊断标准中就有一条是：**没有原因的疲软无力**。

一个人能量级别的起伏与一个人的心境意识情绪密切相关。心情好能量级别高，情绪差能量级别低。**好运气来自好心情、好情绪**。

老罗一生抱怨、冷漠，又骄傲自大、目空一切、没有团队精神，从不主动热情帮助别人，又不懂得感恩。于是也就从来没有好心情、好情绪、好运气、好身体，天天精神不振，疲乏无力。老薛事事感恩、天天努力、时时奉献、助人为乐，从来都是好情绪，于是自然就有了精力充沛的好身体、接连

不断的好运气。意识情绪有天壤之别，他们的能量级别就有了明显的差异。这就决定了一生命运的明显差异。

好情绪、正向情绪带来高能量，坏情绪、负向情绪导致低能量，有现代研究的依据吗？美国的心理学家大卫·霍金斯（David R.Hawkins）博士，用物理学的原理来解释情绪对人身体能量高低的影响，他通过严谨的实验研究发现，人自身的正向情绪和负向情绪能够增强或者减弱肌肉的力量！一个微笑就能使人的肌肉充满力量，而一句怨恨的话语，则能使人的肌肉力量明显减弱。正向情绪可以增加人的正能量，使人精神焕发，浑身是劲儿。负向情绪则会削弱人的正能量，使人浑身乏力，甚至一蹶不振。

能量级别高，身心健康，你就能掌控环境，就会常逢好运。能量级别低，就会多灾多病，你就只能被环境所左右，常常是厄运临门。

大卫·霍金斯在《意念力》这本书中曾经确定了各种意识情绪对人生的不同影响，我们先看看几个负向情绪对人生的影响。

书中说，冷淡、冷漠、失望的情绪，使人看不到未来的希望，有深深的无奈感和无助感。肯定缺乏好运气，这就让他成为生活、事业等各方面的受害者。老罗就是一个事不关己高高挂起，对一切事情都非常冷淡、冷漠的人，只会在一旁挑剔、抱怨，从不主动热情地出手帮忙改变现状。让他做中医科的秘书，协助主任做一些管理工作，他居然能说出"我凭什么给他提鞋、擦屁股"这样的话。像这样他能得到大家的喜欢吗？他的运气能好吗？

书中还提到，欲望这种意识情绪，意味着贪婪。欲望让人们耗费大量的努力去达到期望的目标，去取得希望的回报。不知不觉之间，一个欲望会强大到比生命本身还重要。我们每个人都要有美好的理想和愿望，因为理想和愿望可以确定努力的方向，激励人们走上成功的道路。但欲望这种情绪状态就不同了，欲望得不到满足，就会带来挫败感，就会引发抱怨。老罗希望自己病人多、名声好，这是一种欲望，但他采取的不是提高业务水平、改善服务态度的方法，而是用装老的方法。目的达不到，欲望没有得到满足，自然会带来挫败感，进而引发无休止的抱怨、愤怒、气恼、怨恨、嫉妒等情绪。

老罗的一生，就是在气恼、怨恨、抱怨中度过的，这是一个注定要倒霉的能量级别。

我们再来看看《意念力》中部分正向情绪对人生的影响。

勇气，是正向的意识情绪，是拓展自我、获得成就、坚忍不拔、果断决策的基础，可以获得前进的动力。具有勇气意识情绪的人看世界，感到的是激动人心、充满挑战、新鲜有趣，完全有能力把握机会，通过学习不断成长。

淡定，是正向情绪。具有淡定情绪的人看待现实问题，总是镇定从容，对事物的任何结果都是超然的、坦然的，不会出现挫败感和恐惧感。淡定从容的人，无意于争端、竞争和犯罪，因此人们和他交往，会感到温馨可靠，容易相处。

主动，是正向意识情绪。凡事主动的人，思想开放，不骄傲不自满，能看到和面对自己的不足，虚心学习别人的优点和经验，没有学习障碍，能出色地完成各种任务。待人真诚友善，懂得感恩，成长迅速，易于取得社交和经济上的成功，是推动人类进步的人才，能对社会进步做出大的贡献，好运不断。薛院长就是这样的人，一切都是主动承担，努力进取，处处感恩。所以他的人生是光辉的、成功的、幸福的。

老罗被低能量级别的负向的意识情绪控制了一生，薛院长是高能量级别的正向的意识情绪支配着行动，于是他们的人生之路就截然不同。

可见意识情绪状态，决定了人一生的成败和幸福与否，因此我说意识情绪决定健康与人生。

体验了老罗和老薛的"冰火两重天"，我想大家可以明白，学会管理情绪，提高情商水平，增加正向情绪，控制消除负向情绪，就能增加自己的正能量，掌握自己的命运，塑造健康的身心，营造其乐融融的家庭氛围，造就安定和谐的社会环境，过上美好幸福的生活。缺少情绪管理，负向情绪过多，家庭就会摩擦不断，回家如进地狱；人际关系就会紧张困难，上班如入炼狱；身心健康就会出现无穷无尽的困扰，也就谈不上人生的成功、好运和幸福。

那么，我们怎么才能管理好情绪，减少或者消除负向意识情绪呢？

提高管理情绪能力的八个要领

提高控制管理情绪能力的上上策，就是提高自己的道德修养，也就是修德、修心、修性。我们在第一章中，已经和大家谈到了有文字记载以来人类如何控制情绪的历程，引用了道家、儒家、佛家、医学家、养生家等不同门派，但观点相同的论述，那就是修心养性，提高精神境界和道德修养。

我给大家一些具体如何做的建议：

一是多读书，增智慧。知识无限，时光有限，多读书，才能知道世界的广阔，才能提高精神境界和思想觉悟。只有站得高，才能看得远，才能胸怀宽阔，才能"大肚能容，容天下难容之事；慈颜常笑，笑天下可笑之人"。才能放下许多不必要的纠结，才能使自己的意识情绪达到淡定、主动、宽容等较高能量级别，才能健康、成功和幸福。

二是多感恩，少怨恨。感恩父母的养育，感恩老师的教诲，感恩国家的培养。有了感恩，心境就会平静。有了感恩，学习工作就有了动力。少了怨恨，心情就会愉快。认知变了，情绪跟着变；情绪变了，精力、体力和身心健康跟着变；健康变了，运气和人生跟着变。在顺境中感恩，在逆境中依旧心存喜乐。

三是多宽容，少计较。有人讲了这样一个故事，老张拿到了一万元年终奖，偷偷一打听，有的同事是两千，有的同事是三千。老张心中一阵高兴，给老婆打电话说，今晚不要做饭了，我发年终奖了，全家到那个向往已久的西餐店撮一顿。假如老张拿到了一万元年终奖，偷偷一打听，有的同事两万，有的三万。老张气不打一处来，怒火中烧，就要冲到总经理办公室想理论理论。仔细一想，还是忍住了，因为来年还要在这个总经理手下工作，还是忍着点好。但心中愤怒和不快一直带到了家里。所以很多人的快乐，并不在于自己有多好，而在于计较比别人好多少。很多人的痛苦，并不在于自己有多不幸，而在于计较比别人更加不幸。有没有痛苦，源于你是不是计较。快不快乐，在于你能不能宽容。有多少计较，就有多少痛苦。有几分宽容，就有几分快乐。

四是从公理，少私欲。要学会换位思考，要有同理心、同情心，才能理解对方。遇事从公理思考和处理，少从私心私欲思考和处理，情绪就会稳定。

五是要淡泊，不贪心。对钱财名利可追求，不贪婪。该得，得之坦然，该舍，舍之心安。在历史上很多名人留下了不少这方面的楹联妙语，至今对我们仍有深刻的启示。比如诸葛亮的"非淡泊无以明志，非宁静无以致远"。清代文学家袁枚收入的一副书斋联"无求便是安心法，不饱真为却病方"，纪晓岚的先师陈伯崖有副名联，"事能知足心常惬，人到无求品自高"，都发人深省。

六是时刻寻求四个快乐。就是助人为乐、知足常乐、自得其乐、没乐找乐。你能帮助他人，就说明在这个方面你比他人强。你能知足，就不会有过度贪婪的欲望，因为贪婪的欲望会消耗你的正能量。时刻寻找生活中、身边的快乐，你就会获得正能量。

很多年前我第一次到新加坡，看到热带特有的植物——旅人蕉、椰子树、芭蕉树、槟榔树，等等，我都觉得特别美，一看到它们就心花怒放，几乎是见一棵用相机拍一棵。陪着我的当地老师说："郝老师，这些热带植物有什么好看，矫揉造作，你们北方的苍松翠柏那才叫美，四季常青，凌冬不凋。"我听了不禁一愣。是啊，我住的地方，房前屋后就有很多松树和柏树，每天司空见惯，为什么就没有一看到它们就会产生心花怒放的感觉呢？为什么从来就没有给它们拍过一张照片呢？回到北京，我带着相机在房前屋后仔细观察，真的发现，每棵松柏都有不同的美，看到它们的美，自己的心里自然也就找到了快乐。所以美好的事物就在我们身边，快乐就在我们身边，就看我们是不是留意观察和发现。这就叫自得其乐，没乐找乐。

七是工作生活保持四种状态。就是专注状态、愉悦状态、放松状态、理智状态。做有智慧的人，不做情绪化的人。只要有这四种状态，即使你工作了一整天，依然会感到精力充沛，有使不完的劲。因为这种意识情绪状态，是高能量级别的，这样工作一天，就等于增加补充了人体的能量。

八是心理学家提倡的心理转换法。也是管理情绪、走出心理困境的方法之一。

心理转换法有转移法和改变观念法。

转移法，比如在某一方面遇到挫折，千万不要把自己陷在这个坑里爬不起来，可以把注意力转移到另一个方面。有的年轻人，在爱情上遇到挫折，并没有一蹶不振，而是把自己的精力转移到学习、事业上，最终在事业上做出了巨大的成绩，于是也收获了甜蜜的爱情。但也有的年轻人，爱情受到挫折以后一蹶不振，以至过了多半生，还是一事无成。

改变观念法，就是换个角度看问题，也是心理转换法的一种。换一个角度看问题，往往就会柳暗花明，峰回路转。佛经故事中讲一位老婆婆，大女儿是卖鞋的，小女儿是卖伞的，这位老婆婆每天总是哭，晴天担忧小女儿的伞卖不出去，为小女儿哭。雨天担忧大女儿的鞋卖不出去，为大女儿哭。晴天也哭，雨天也哭，许多慢性病缠身。有人告诉她："婆婆，晴天的时候，你大女儿的鞋店生意兴隆，你应当为她笑。雨天的时候，小女儿的伞店生意兴隆，你应当为她笑。"这位婆婆一想："对呀！"从此每天都在笑，活得很开心，许多慢性病不久都好了。

心理学家进行的心理疏导法（心理咨询法）也是很有效果的方法，遇到心理的困惑不能解脱，可以向心理师咨询，也许通过心理师的解说引导和心理治疗，使你豁然开朗，从而就走出了心理的困境和误区。当然国际上的许多心理疗法也是有效果的。

不过像老罗那样冷漠、孤傲、抱怨、逆反的意识情绪状态，除了与他的成长环境有一定关系外，和他的身体状况也有一定的关系，从今天的角度来看，他或多或少有一点偏执型人格障碍，除了心理治疗、正面引导，运用中医药调整脏腑功能，也是可以尝试的一种方法。

提高管理情绪能力的方法有很多，大家在很多和励志相关的文艺作品中都可以受到启发。

管理调控意识情绪，消除负向情绪，增加正向情绪，是一个人的修养和心灵美的体现，是人生的一种境界和艺术，是一种文化和智慧，是情商高低的检验，是身心健康和好运气的根源，也是一生能否幸福的关键。

在拥有健康的时候，知未病与治未病

我们这本书一直是围绕着情绪与健康展开的，负向情绪和情绪过激可以导致诸多心身性疾病，而身体健康的失调又可以出现控制情绪能力的下降，甚至导致精神疾病的发生，这就是形神相关，形神合一。

身心健康对人的一生来说，比任何事情都重要，因为没有健康，就没有一切。但是一个人身体和精神的健康发生了严重问题，疾病已经形成，再去寻求治疗方法，那就要费很多周折，而且还不一定能够完全恢复健康。

当代虽然是一个科技突飞猛进的时代，医疗的进步更是远远超过人类历史的任何时期。器官移植、干细胞再造、DNA 重组，甚至 3D 器官打印的构想等，都是希望能挑战生命的极限。但《黄帝内经》早就提醒过我们"病入五脏者，半生半死也"，不管科技怎么发达，肯定还是不生病为好。

因此《黄帝内经·素问·四气调神大论》中说："圣人不治已病治未病，不治已乱治未乱，病已成而后药之，乱已成而后治之，譬犹渴而穿井，斗而铸锥，不亦晚乎。"意思是说，高明的人，不是等到疾病已经形成了，才去寻求治疗的方法，而是在疾病还没有形成的时候，就要采取预防措施。高明的领导者或管理者，不是等到混乱、动乱、战乱已经发生了，才去采取整顿、治理、镇压的手段，而是在这些混乱、动乱、战乱还没有发生的时候，就要采取各种措施防止它的发生。等疾病已经形成了，你才去治疗，各种乱象已经发生了，你才去采取应对手段。这就像是口渴了，你发现没有水，才想到要去打井。已经兵临城下需要打仗了，你发现还没有兵器，才想到要去铸造兵器。这不就晚了吗？这就是《黄帝内经》中著名的"治未病"的思想。

但是在当代，人们在拥有健康的时候，有多少人能够想到"治未病"呢？《韩非子》中"扁鹊见蔡桓公"的故事可谓家喻户晓，当扁鹊说桓侯有病时，桓侯说他自己没有病，并对别人说："医之好治不病以为功！"意思是说，医生总是喜欢给没有病的人治病，并把这个作为自己的功劳，这句话很具有代表性。在现代的人眼里，对于未来身体健康的预测，换句话来说"知未病"，简直就是个神话。何况人在年轻力壮、气血旺盛的时候，无法想象也无法体会和理解病痛的感受。如果有人对你说，你有病，你就很可能认为，他是在咒你。可见让每个人自己能做到知未病，从而注重治未病，就显得更为重要。

作为个人如何才能知未病，并能及早注意养生，我在《郝万山说健康》中已经谈到，"生命的开始，就是衰老的启动，养生抗衰老是一辈子都要做的事情。"并提到健康－亚健康－疾病衰老－死亡，这是每一个人生命的自然流程。在这个流程中，亚健康就是疾病和衰老的前奏。所以能知道自己是不是处于亚健康状态，就大体可以知道，这种状态继续下去，就是疾病和衰老。换句话来说，知道自己已经处于亚健康状态，就是"知未病"。

如果把健康和疾病看做生命过程的两头，这就像一个两头尖的枣核，中间凸出的大圆肚子，就是健康和疾病之间的过渡状态——亚健康。**亚健康是21世纪人类健康的头号杀手。在任何年龄阶段都有大量的亚健康人群。亚健康不是中老年人的专利，和年轻人的关系也十分密切。**

亚健康的表现多种多样。一是身体的不适，如疲劳乏力，头痛头晕，口干咽痛，颈肩拘紧，腰酸背疼，关节酸疼，两腿沉重，容易感冒，低热多汗，胸闷气短，胸痛叹气，心慌心悸，紧张手颤，小便频数，食欲不振，腹胀嗳气，腹泻便秘，血压不稳，性欲减退，月经紊乱，血脂尿酸微增高，糖耐量轻度异常。

二是心理精神的不适，如焦虑不安，胆小恐惧，妒忌多疑，疑病猜忌，失眠噩梦，醒后乏困，困倦多睡，心烦郁闷，情绪低落，兴趣减少，悲观冷漠，自责内疚，记忆减退，思维迟钝，容易激动，特好生气，注意力涣散，工作学习能力下降，爱钻牛角尖，特别在意别人对自己的评价。社会适应能力和交往能力下降，人际关系紧张，道德行为偏差，以致有从众的越轨行为，进而因此产生内心的不安和沮丧，自我评价降低，甚至自暴自弃。

以上躯体和心理的不舒服同时存在，持续3个月以上，但不能明确诊断为器质性病变的，就可以判断为亚健康。你注意到了这些症状或者感受的存在，就算是"知未病"了。

怎么"治未病"？虽然一言难尽，但我这本书的核心思想就是"不生气就不生病"，也就是不生气就是治未病。当然要想完全不生气确实是有难度的，关键是不要积累不良情绪，如果发现这段时间情绪低落，或者气愤难消，就赶紧想办法补救，比如找亲人或朋友聊聊，当然要事先告诉对方做好准备，当一会儿没有底的精神垃圾桶。如果感觉不良情绪已经积累了一段时间，也可以向心理医生咨询。如果已经出现疾病的苗头，那就要及早看医生了，中医在治疗情志方面的失调，是早有研究的。

我在近半个世纪的临床实践中，总结了一套针对亚健康乃至精神疾病的用药思路，基本原则就是在第十章谈到的"和枢机，解郁结"，简称"和解法"，通过促进肝胆气机的生发，三焦代谢的畅达，来达到促进全身气血流畅，代谢通达，平复情绪，防治疾病的效果，而不被错综复杂的心理和身体不适的表面症状所左右。也就是重在治疗具有亚健康或者患病状态的人，而不是治疗人得的某种病。只要通过调理，这个人的自调机能恢复了，亚健康和疾病的大多数症状就会逐渐好转。

每次在写完处方的最后，我都要填上日期，这一写不知不觉就写了近半个世纪。最近经常有病人问我，有没有计划哪天彻底退休呀？要是你不出门诊了，去哪儿找你呀？有些病人还会反复询问，我这个病如果再犯，可又找不到你，能不能还用这些方子呀？

我也经常感叹，从我父亲的爷爷开始，到我哥哥和我，都是医生，这几代人不知道看了多少病人，可是病人却越来越多，怎样才能遏制住生病的源头？怎样才能让天下的人都不生病或者少生病？这是我思考最多的问题。

所以在本书的最后，我还是要不厌其烦地强调，只有内心真诚地改变，用感恩之心、大爱之情、宽容的胸怀，取代所有的纠结抱怨、嫉妒愤怒，才能解开捆绑自身调节机能的枷锁，才能不生病或少生病。

不生气就能不生病，控制好情绪就能把握美好的人生！

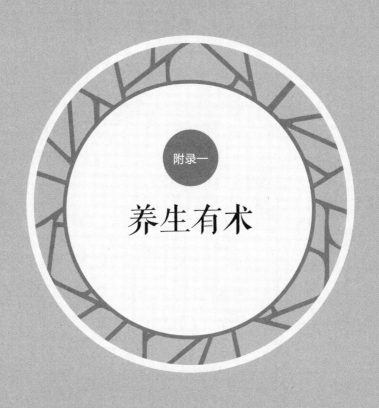

附录一

养生有术

养生之道讨论的是养生的思想和理论，养生之术讲的是养生的具体操作方法和技术。养生之术是在养生之道的指导下创立的，离开养生之道，养生之术就是无水之源、无本之木。

《养生有法，自调有方》和《不生气就不生病》两本书，是我在中央电视台《百家讲坛》讲述健康养生的基础上，整理而成的姊妹篇，是想告诉大家怎样才是健康人，怎样才能不生病少生病，病是怎样得的，又是怎样好的。两本书出版后，深受读者朋友们关爱。书中在阐发养生之道的基础上，虽然穿插了不少可以操作的养生之术，但有读者觉得，散在各讲各章之中的养生之术，仓促之间不易寻找。更有读者认为，社会上广泛流传的饮食养生、顺时养生、经络养生等，在这两本书里提到的不够多，希望可以在这些方面做一些补充。为了满足大家的需求，在本书中增加了这个《附录》，对在这两本书中已经谈到的养生之术，加以检索或者要点重编，对没有涉及或者较少谈到的与调控情绪有关的养生之术进行补充，以方便大家阅读和应用。

我在《不生气就不生病》的前言里，归纳了历代不同学术流派的养生家们共同倡导的养生三大法宝，这就是"心要静，身要动，营养均衡不过剩"。其实只要做到这三点，对于大多数人来说，百岁健康快乐并不是梦。所以我这里检索和补充的养生之术，也从静心、动身和食疗保健三个方面入手，但都围绕着调控情绪展开。

静心的操作技术

心要静，静能生慧，用智慧去处理各种事情，许多问题就会迎刃而解。心静了，没有各种负向情绪的干扰，自我调节机能就会得到最大限度的解放，人体的健康也就有了根本的保障。所以，静心是历代养生家倡导的第一养生法宝。

1. 自然放松入静法

【方法】或坐或卧，体态舒适，全身放松，面带笑容。进而做到物我两忘，意气俱静，无无亦无，一灵独觉。

【说明】在全身放松、心情愉悦的情况下，什么也不要想，忘记空间和时间。我是谁？谁是我？我在哪里？哪里有我？完全不去思考，就连"什么也不要想"这样的意念也不要有，这就是"物我两忘""无无亦无"。没有思维，平静呼吸，这就是"意气俱静"。但仍处于清醒状态，并不是睡觉。外界的声音可以听见，但听而不闻。外界的影像可以看见，但视而不见，这就是"一灵独觉"。当然最好是两目轻闭，减少外界影像的摄入。慢慢进入一种忘我虚无的状态，直至感觉不到自己身体的存在，并一直保持着这种状态。当练习结束的时候，需要用意念找回自己的身体，才能从深度入静的状态下回到现实活动中。进入自然放松入静的状态，类似于道家所说的入定、儒家所说的坐忘、释家所说的禅定、气功家所说的入静、美籍印度人马哈里希所说的超觉静坐。

"物我两忘"原本是人类进行自我保护、自我康复的自然本能现象，既不虚玄，也不神秘，更不是迷信。不少人都有过在身心疲劳的时候，不自主地出现一时性"失神"的体验，这是身心需要休息的本能反应。自然放松入静法就是把这种一时性的、短暂的、本能的"失神"状态，通过有意识的训练而放大延长。至于每次练习多长时间，一天练习几次，完全根据自己的身体、环境和时间情况来确定。如果在睡前练习中，在这种物我两忘的状态下睡着了，这也没有关系。你会感到这一觉睡得特别深沉安稳，醒后精力饱满，很解乏困。

【原理】通过仪器测试，人在进入这种"物我两忘""一灵独觉"的状态后，大脑的活动极其宁静，而脑干网状结构上行激动系统的信息活动却异常活跃，这正是内脏和躯体的各种生理病理信息通过这个系统向生命中枢传送，而生命中枢通过这个系统向各内脏和躯体发出调节指令最活跃的时候。用我的话来说，这种状态就是，暂时停止了思考和情绪反应，彻底解放了人体的自我调节机能，自调机能把人体对内外环境的协调适应机能，把人体的康复和修复机能发挥到最佳状态的时候。如果通过练习，你能进入这种状态，只需要二三十分钟，一天的工作疲劳就会消退，轻度的健康失调就会自愈。人类在睡觉的时候，大脑活动宁静了，但脑干网状结构上行激动系统也不活跃了，所以睡觉可以使脑力和体力得到休息，却并不是解放人体自调机能的最好状态。睡觉是必须的，但不能代替自然放松入静法的练习，当然自然放松入静法也不能代替睡觉。

2. 以一念代万念法

许多人很难做到物我两忘，你告诉他什么都不要想，他却是心如猿猴，在林木间上蹿下跳不得安宁，意如野马，在原野上任意奔驰易放难收，正所谓"心猿意马"。在这种情况下就需要找一个拴猴桩、拴马桩。也就是意守一点，使大脑的其他思绪宁静下来，这就叫"以一念代万念法"。常见的是意守丹田法、意守外物法和默念字句法。

（1）意守丹田法

【方法】或坐或卧或立，体态自然，全身放松，思绪宁静，意念轻轻关注着丹田区域，想着丹田有一轮红日，发着和煦温暖的光。吸气的时候，小肚子轻轻地鼓起来，呼气的时候，小肚子自然放松瘪下去。每天练习2～3次，一次练习半小时。

【说明】这是流传已久的道家养生的基础入门功法。丹田是一个区域，在脐下三寸，你自己四指并拢的宽度，就是你的三寸。开始练习的时候，丹田犹如一片寸草不生的荒凉沙漠，什么感觉都没有，意念常常很难守住，这时一定要集中思想，专注意守。大约练习两三天后，有的人可能需要练习一周，丹田就有了暖暖的热感，于是就守着这个热的感觉继续练习就可以了。但初学者长时间死守这团热感，可能会出现少腹灼热、小便黄赤臭秽、尿道热涩的症状，这是意念过于执着，火候过头的表现。此时就应当改成守而不守，不守而守，似守非守，意绵绵，若有若无，若存若亡，就这样一直练习下去。也就是说，找不到拴马桩的时候，你要死守，有了热感，就是找到拴马桩了，就不要死守了。如果守得太死，就像缰绳绷得太紧，反而会造成新的紧张因素，于是也就不利于入静了。

【原理】实验研究证实，意念关注的地方，局部毛细血管就会扩张，血液循环就会加强，代谢就会旺盛，产热也就增多了，于是你就会有热感了，可见这个热是真实存在的。丹田在少腹部，这个区域的腹腔有大肠、小肠等消化系统的重要器官，意守丹田并配合腹式呼吸，可以改善大肠、小肠的血液循环，明显提高营养的吸收效率，对肠功能紊乱、消化吸收不良、腹胀腹痛、便秘便溏腹泻等常见的消化系统症状，也有明显改善的作用。更重要的是，通过意守丹田，可以达到以一念代万念的效果，使大脑的纷纭意念、杂乱思绪迅速宁静下来，从而达到静心的目标。只要心静了，整个人体的自调机能就解放了，人体的健康也就有了保障。

（2）意守外物法

【方法】或坐或卧或立，体态自然，全身放松，思绪宁静，意念轻轻关注着你选定的美好事物，比如一朵含苞欲放的玫瑰花，一幅赏心悦目的风景画……一旦选定这个美好事物，就像意守丹田一样，一直用意念轻轻地关注着，进而达到以一念代万念的效果，使心绪宁静下来。

【说明】对自己的身体过度敏感的人和月经过多的女性，都不宜守丹田，于是就可以试着守身外之物。这也可以达到以一念代万念的静心效果。

（3）默念字句法

【方法】或坐或卧或立，体态自然，全身放松，思绪宁静，心中轻轻默念你选定的字句，比如默念"松静"二字，渐渐使自己沉浸在全身放松宁静的感觉之中。

【说明】对于不容易做到意守丹田或者外物的人，可以选用默念字句法。有佛教信仰的人，也可以默念佛号，如"南无本师释迦牟尼佛"，虔诚恭敬地反复诵念，皆能达到以一念代万念的静心效果。

3. 吞津养生法

【方法】或坐或立或行，全身放松，思绪宁静，面带笑容，二唇轻闭。第一节叩齿，上下牙齿轻轻叩击 36 次。第二节搅海，舌头在口腔中轻轻搅动，顺时针 9 次，逆时针 9 次，再重复一遍，也是 36 次。通过叩齿和搅海，唾液分泌就逐渐增多了，继续含漱至唾液满口。第三节吞津，把满口唾液分三小口咽下，汩汩有声，并用意念引导润润暖暖的感觉至丹田，意守丹田 3 分钟。不拘时间，不拘地点，只要想起，随时可练。

【说明】叩齿和搅海一定要轻柔，不可用力和僵硬。吞津时不能分三小口者，一口咽下也可以。吞咽时不出声也行。在走路、站立和坐着的时候都可以练习，但不要躺着做，因为躺着不利于唾液的吞咽。每天不拘次数，只要有时间就可练习。逐渐养成一个习惯，随时随地都可以练。不必拘泥于叩齿和搅海的次数。牙齿、舌头一动，就会津液满口，咽下就可以了。

【原理】道家称唾液为金浆、玉醴、神池水、上池水、华池水。经常练习这个方法，有灌溉脏腑、濡润四肢、面色红润、轻身不老的功效。从调心的角度来看，一个人在焦虑紧张的状态下，唾液分泌必然减少，就会感到口腔异常干燥，即使大量饮水，口干的症状也不能明显缓解。如何缓解紧张焦虑情绪，在很多时候，我们自己是束手无策的。可是当我们练好吞津的方法后，我们的唾液分泌多了，我们就会自然感到心不烦了，不焦虑了，不紧张了，淡定泰然了。这显然对整个心身健康有极大的好处。也就是说，吞津法是另外一种行之有效的调心静心方法。

4. 分段放松法

【方法】或坐或卧，体态自然，全身放松，面带笑容，思绪宁静。把身体分为五段，第一段头颈部，第二段胸背肩上肢，第三段腰腹髋臀，第四段两大腿，第五段两小腿和双足。调匀呼吸，吸气时想着第一段头颈部，呼气时默念"松——"，同时想着头颈部软绵绵的似乎融化了一样彻底放松了。第二次吸气时想着第二段胸背肩上肢，呼气时默念"松——"，同时想着胸背肩上肢软绵绵的像融化了一样彻底放松了。第三次呼吸时放松第三段，第四次呼吸时放松第四段，第五次呼吸时放松第五段。然后从头再来一遍，一般做 3~5 遍，就全身放松了。随后你就沉浸在这种全身放松的宁静的感觉中，保持 20 分钟。

【说明】此法适合在工作压力大、紧张焦虑、胆小害怕、全身疲劳、情绪不稳、心烦急躁、控制情绪能力减退、容易发火等情况下使用。运用此法可以迅速放松身心，进而达到静心的效果。当然也可以作为平常放松身心的方法经常练习。

5. 腹式呼吸法

腹式呼吸是传统养生方法中最为常用的方法，有顺腹式呼吸和逆腹式呼吸两种，这里仅重点谈谈常用的顺腹式呼吸。

【方法】或站，或坐，或卧，其中最方便的姿势是仰卧床上，两腿自然伸直，两臂放在身体两侧，全身放松，面带笑容。吸气的时候，肋间肌不动，腹部缓缓隆起，膈肌下降，胸腔纵径拉大，空气进入肺中，并用意念想着空气充满了整个胸腔和腹腔。呼气的时候，腹肌自然回缩，腹部缓缓凹入，膈肌放松，胸腔纵径缩短，使浊气排出体外。可以鼻吸鼻呼，也可以鼻吸口呼。每次练习 20 分钟左右，一天可练习 1~2 次或更多。也可以每晚睡前练习，特别利于静心和入眠。

【说明】吸足气后，在呼出之前要有少许的停顿，轻轻感受一下腹部充气的力量，这叫闭息，也就是所谓的"气沉丹田"。但停顿的时间不要过长，要保持比自然呼吸稍慢的节奏。吸入气息量应当以感到腹部力量充实为好，不要使腹部过度膨隆。有人把这种呼吸方式称作"龟息"，意思是像乌龟一样慢而静地呼吸。这就是提醒大家，在练习顺腹式呼吸的时候，气息要做到细、静、匀、长，气息出入要细而不要粗，静无声息，而不要像风箱一样地呼呼喘息，呼吸节奏均匀而不要时慢时快，呼吸深而长，不要浅而短，也就是不喘、不急、不粗、不促。尤其注意不要换气过度，如果换气过度，血液中二氧化碳含量过低，反而会造成头晕，手足发麻、疼痛，甚至抽搐痉挛、心跳加快等很使人紧张的症状。腹肌的运动也要顺其自然，意念到了就可以了，千万不要过度用力。如果训练以后，感到肚子痛、腰痛，那就是用力过度了。通常情况下的呼吸每分钟在 16 次左右，而这种顺腹式呼吸，每分钟则在 4 ~ 6 次。

【原理】顺腹式呼吸，通过腹肌和膈肌的运动，对腹部脏器进行了自我温柔的挤压和按摩，可以加强胃肠道以及腹部所有器官的血液循环，经久练习，你就会明显感到食欲增进，营养吸收良好，体力增加，精力充沛。而且腹部有胃经、脾经、肝经、肾经和任脉通过，经脉循行于肌肉中，通过腹肌的收缩和舒张，就可以促进上述这些经脉的经气运行，进而可以达到调节相关内脏功能的效果。另一方面通过膈肌的大幅度运动，对心肺疾病，比如咳喘、肺气肿、肺活量小，心脏功能较差的人，可以改善其心肺血液循环，提升心肺功能。因此长期进行顺腹式呼吸训练，使人脏腑功能协调、气血循环通畅、精力充沛、疲劳消除快，对健康确实很有好处。尤其是在进行腹式呼吸训练的同时，可以很好地达到以一念代万念的静心效果，特别利于安定情绪，促进睡眠，所以我在这里把腹式呼吸归属于静心的操作技术。

6. 体呼吸法

【方法】或站，或坐，或卧，其中最方便的姿势是仰卧床上，两腿自然伸直，两臂放在身体两侧，全身放松，面带笑容，鼻吸鼻呼。吸气时意念想着自然界的清新之气，从全身的汗孔进入体内，汇入丹田。呼气时意念想着体内的浊气从全身的汗孔排出体外，排向天边。

【说明】每当感到身心疲劳或浮想联翩、睡眠困难时，就可以运用体呼吸法来消除疲劳、宁静心绪。注意体会随着气息的出入，全身汗孔一开一合的感觉，慢慢就会感到整个身体好像变成了一个轻灵缥缈的热气团，随着呼吸运动，这个热气团也一开一合地运动，此时你就用意念轻轻守着这个热气团的自然开合就可以了。这也是以一念代万念的静心方法，是从关注呼吸运动入手的。长期训练可以改善整个人体的微循环，对心烦急躁、手足冰凉、怕风怕冷、全身酸痛的人很适合。

上述静心诸法，并不需要都去练习，只要从中选取一个适合自己的方法，坚持练习，持之以恒，日久定会受益。

身动的原则和方法

日月星辰的运动是自然规律。生命是在运动中化生的，所以运动也是生命规律。动则生阳，阳气旺盛，则气血流畅，筋骨强健，百病少生，因此就有了"生命在于运动"的说法。我这里要谈的运动，包括"体育运动"和穴位或反射区的拍打、敲击、点压、搓揉等运动，后者简称"穴区拍打运动"。由于讲述运动养生的文章很多，所以我这里还是围绕着有助于调控情绪的运动来展开。

1. 体育运动

经常参加消耗体力的运动、活动、劳动，使气血流畅、食欲旺盛、心情愉悦、身体强壮，发生心脑血管病、糖尿病、肥胖症、脂肪肝、胆石症和肿瘤的风险减少20% ~ 30%。俗话说:"日光不照临、医生便上门。"所以我特别强调，运动要在阳光下进行。在阳光下的运动，又是预防和辅助治疗抑郁症、焦虑症、恐惧症、强迫症等精神疾病的最好方法，也就是辅助调控情绪，而达到静心效果的好方法。

体育运动的原则是，运动有益，贵在坚持，多动更好，适度量力，轻运动，勤运动。

体育运动的方法是，每周要有5天进行中等强度的运动，每次达到30分钟。要进行有氧耐力运动，如步行、慢跑、游泳、自行车、舞蹈、太极拳、瑜伽、健身操、羽毛球、乒乓球、网球、门球、高尔夫球等各种活动，也可以是日常生活中的身体活动，如劳动、家务、外出往来等。特别向中老年人推荐民族舞、太极拳、步行、瑜伽等。百米赛跑、举重等属于无氧运动，如果是中老年人，出于养生的目的进行锻炼，则不要选择这样的运动。

体育运动的时间，《黄帝内经》说:"春三月，此为发陈，天地俱生，万物以荣，夜卧早起，广步于庭。"意思是说，在春天，要早些起床，起床后还要在庭院中大步散步。因为春天是一年中阳气生发的时段，早晨是一天中阳气生发的时段。养生要顺应自然规律，而动则生阳，运动是促进人体阳气通达生发最有效的手段。在这里《黄帝内经》强调的是春天运动，更提倡每天早晨运动。学生有早操的习惯，军队有晨练的规定，演艺界有清晨练功、吊嗓的传统……可见自古以来，各行各业就已经养成了早晨锻炼的习惯，这是符合自然规律和生命规律的。但是近几年来，人们发现有部分高血压病人的血压早晨偏高，而冠心病猝死的发生率较高的时间段也在清晨。还有人认为，一天之中早晨的空气质量最差。因此不提倡早晨运动锻炼，而建议下午和晚上锻炼。其实下午和晚上，自然界的阳气内收、下降，如果此时锻炼，使人体的阳气再生发兴奋起来，这是不符合自然规律和生命规律的。我在临床上碰到长期晚上在健身房锻炼而引发失眠的病人不在少数。另外我们所说的体育运动锻炼，是针对最广大的从儿童到老年所有的人来说的，而高血压、冠心病的病人毕竟是极少数，不能因为极少数病人不宜早晨运动，就反对所有的晨练。关于早晨空气质量的问题，其实这也只是少数污染较重的大城市才可能存在的问题，而广阔的原野山区海滨，早晨的空气是很清新的。所以面对广大人群，我仍然依照《黄帝内经》的观点，提倡早晨锻炼。

2. 穴区拍打运动

"穴"是指中医经络学说中的穴位，"区"是指人体健康失调后，在体表相应部位出现的压痛、敏感、条索、结节等反应区域，简称"反应区"。用自己的双手拍打搓揉身体的一定部位，或用手指、手掌点按揉擦特定的穴位或区域，同样可以达到健身宁心的效果。因为是运用自己的双臂、双手来拍打擦揉点按，显然也是一种"运动"，因此我把这种方法也归属于"身动"的范围。而且由于你专注地进行拍打运动，客观上就转移了杂乱纷纭的思绪，也就可以达到"以一念代万念"的静心效果。

这类方法可以说是举不胜举，这里给读者介绍几个我经常讲到的方法，以便起到举例示范的作用。大家可以举一反三，触类旁通。只要懂得了这种养生方法的道理，你就会创编出适合自己的养生之术。

（1）全身拍打法

【方法】用双手作空心掌状，拍打胸腹、腰背、腰骶、上下肢，凡是每个手掌大的区域，都拍36次，直至拍遍全身。每天早晨太阳升起后，在阳光下拍打，拍全身一遍。需要一小时以上。

【说明】这种方法不占场地，人人可做。拍打的力量不能太小，也不要太大，以自己感到舒适为准。可以疏通气血，松解筋骨，促进代谢，振奋精神，转移负向情绪。如果时间有限，不能拍遍全身，可以结合自己的健康状况，有选择性循经脉进行拍打。比如呼吸系统有问题，拍肺经；消化系统有问题，拍脾经、胃经；心脏有问题拍心经、心包经；情绪控制有问题，拍肝经、胆经。泌尿生殖系统有问题，拍肾经等。至于这些经络的循行部位都在哪里？请大家找专门的针灸经络书籍，一看便知。

（2）舒肝宽胸法

【方法】用左右手的食指或者中指，分别轻轻按住肝经的左右期门穴，快速震颤，每分钟震颤 120 ～ 150 次，连续震颤 3 ～ 5 分钟。

【说明】期门穴在胸部，当乳头直下，第 6 肋间隙，前正中线旁开 4 寸。期门穴是肝经的募穴。所谓募穴是指脏腑之气结聚于胸腹部的腧穴，也就是说期门是肝气结聚的部位，因此肝气郁结的人，常常会感到期门穴周围胀满不舒，甚至疼痛，并连及乳房胀痛，胸闷憋气。震颤两侧期门穴，是疏通肝气最简便有效的方法。震颤 3 ～ 5 分钟后，胸闷憋气胁痛的症状可以得到很大程度的缓解。因为这里的肋间肌肉非常柔嫩，容易受伤，所以不能用力按揉点压，只能用手指轻轻按住进行快速震颤。在双手快速震颤 3 ～ 5 分钟的过程中，既刺激了穴位，也运动了上肢，所以属于"身动"的范围。

（3）揉腹运动法

【方法】仰卧床上，两腿微屈，腹肌放松，袒露腹部。第一节，搓热双手，两手交叉重叠按压在脐部，顺时针旋转搓揉，由小圈旋转逐渐变为大圈旋转，最大时上部到剑突，下部到耻骨联合。然后改为逆时针旋转搓揉，由大圈逐渐变小圈，最后回到脐部。第二节，两手重叠从剑突开始向下推至耻骨联合，从上到下推 36 次。第三节，两手分开从肋弓下直线下推至髂前上棘，从上到下推 36 次。

【说明】古人早有"腹宜常揉"的说法，揉腹的方法也是多种多样，这里是从众多揉腹方法中精选组合而成的一组方法。对腹胀、腹痛、便秘、排便不爽、消化不良等，有很好的调理作用。揉腹不能在饱餐后进行，应在饭后两小时以上进行。由于揉腹需要袒露腹部，所以一定要注意避风防寒。对儿童食欲不振，消化不良，腹部隐痛，挑食消瘦，家长也可以照此法给孩子揉腹，但要轻柔缓慢，使儿童乐于接受。

此外，我们已经谈到消化系统的组织中就有和颅脑完全相同的神经细胞、神经网络、神经递质和肽类物质的分泌，研究发现，小肠单独拥有的神经元数量跟脊髓相同，而且人体内超过95%的血清素，都是由肠神经细胞制造的，血清素就是我们身体里可以带给我们轻松愉快感觉的化学物质。所以按揉腹部也是调整神经系统功能，改善负向情绪的好方法，对缓解焦虑紧张、胆小害怕、情绪低落、兴趣减少、力不从心、思维迟钝、记忆减退、注意力不集中等都有一定效果。这一点恐怕是大家在通常情况下想不到的。

（4）脾经按揉法

【方法】每晚睡前洗浴后，用双手四指攥住小腿的胫骨，双手拇指按揉胫骨内侧后缘的肌肉，从内踝处开始按揉，逐渐向上按揉至胫骨粗隆处。反复按揉三遍，遇到明显疼痛敏感并能摸到结节或条索的反应区，就多按揉一些时间。

【说明】这一区域大体相当于脾经循行部位，按揉这一区域，可以调治口腔、咽喉、食管、胃、胰、肝胆、十二指肠、小肠、大肠等整个消化系统的健康失调，也就等于间接按摩了胃肠消化系统。由于消化系统的组织中广泛分布着神经细胞，于是按摩这个区域，也就有了调控心情、稳定情绪的作用。

另外还可以把这一区域看成是整个人体的缩影，内踝处是头，胫骨粗隆处是尾，从头至尾依次排列着头、颈、肩、上肢、肺、心、肝胆、胃、胰、脾、十二指肠、肾、小肠、大肠、腰骶、膀胱、子宫、下肢、双足等的反应区。因此全面按揉此区，就相当于给自己做了一次全身性的按摩，按摩后可以明显感到双腿轻松，全身舒泰。在按摩时发现异常的疼痛、敏感、条索或结节的反应区，则提示和这个反应区域相关的内脏或组织已经出现了健康失调的问题，对这样的反应区就要加强按揉。比如正在痛经的女孩，可以在靠近胫骨粗隆的地方找到反应区，正在胃痛的人可以在小腿中部略偏上的部位找到反应区，按揉反应区 3 ~ 5 分钟，痛经、胃痛的症状就会有很大程度的缓解，甚至疼痛可以完全缓解。糖尿病血糖控制不好的人，在临近胃的反应区常有一个较大的结节，轻轻触压，疼痛异常，这就是糖尿病结节，经常按摩这个结节，在一定程度上可以改善糖尿病病人的健康状况。

（5）搓八髎法

【方法】把双手搓热，然后快速地搓自己的腰骶部八髎穴这个区域，直至搓到有热感往深部渗透为止，每晚做一次。如果方便，也可以随时做，不拘次数。

【说明】八髎是腰骶部八个穴位的总称，分别是上髎、次髎、中髎、下髎，左右各四个，合起来是八个。八髎是太阳膀胱经的穴位，搓八髎可以通达膀胱经的阳气，改善背冷、背痛、腰痛、下肢冷痛等症状。最主要的是，搓八髎对便秘、腹泻、脱肛、痔疮，尿频、尿急、尿痛、小便不爽，男性阳痿、遗精、前列腺炎、前列腺肥大，妇科月经不调、痛经、盆腔炎、赤白带下、子宫脱垂、宫寒不孕等，都有一定的调节作用。

（6）搓涌泉法

【方法】每晚睡前沐浴后，坐在床上或者沙发上，用左手掌搓右脚底涌泉 100 下，用右手掌搓左脚涌泉 100 下。把涌泉和足底搓热，并感到热往深部透达。

【说明】涌泉穴在脚底前 1/3 和后 2/3 交点处（这里不包括脚趾的长度）如果把脚丫弯曲，脚底前部有一个凹陷，凹陷处就是涌泉穴。涌泉是肾经的原穴，所谓原穴，就是肾经这条河流的泉眼在涌泉。所以按摩涌泉要用搓擦的方法，而不是用力按压。搓擦利于穴位周围肌肉放松，使血液循环改善，经气旺盛流畅。每晚搓涌泉，是儒家倡导已久的益肾气、壮精神、抗衰老的方法之一。

宋朝著名的文学家苏东坡，他每天晚上睡觉前都搓涌泉。他在《仇池笔记》中记载：扬州有武官侍其者，官于二广十余年，终不染瘴。面红腻，腰足轻快，初不服药。每日五更起坐，两足相向，热摩涌泉穴无数，以汗出为度。所以从那以后，他就一直坚持。有一次苏东坡的好友佛印和尚见他专心致志静坐导引摩足，旁若无人，便开玩笑说："大名鼎鼎的苏学士竟也学我们出家人坐禅修炼吗？"苏东坡随口吟出一首诗，回答说："东坡搓足心，并非学观音。只为明双目，世事看分明。"由此可见他是一直坚持这种方法的。清代乾隆皇帝也遵循"足常摩"的养生之法。可见这是一个很有效的补肾延年的方法。

调控情绪的食疗方

《汉书·郦食其传》说："民以食为天。"是强调饮食对于人类生存的重要性。《庄子·大宗师》说："上古真人，其寝不梦，其觉无忧，其食不甘，其息深深……"这里的"其食不甘"我的理解就是不过多食用肥甘厚味的食物，也就是营养均衡不过剩的意思。营养均衡不过剩，就能少得、不得代谢病。

常言道："人是铁，饭是钢，一顿不吃饿得慌。"吃饭是人生很享受的事情，而且食欲如何，消化能力怎样，都与情绪密切相关。如果饭前我们怀着愉悦、平静、感恩的心情，感恩大自然的恩赐，感恩耕耘者的辛劳，饭时细嚼慢咽，静心享受食物的美味，我们的肠胃就会处在轻松的、协调的、正常的工作状态中，就会充分吸收饮食提供的营养。如果边吃饭边工作，或者边吃边聊不愉快的事情，或者饭桌上抱怨牢骚、批评教育孩子，就会给消化系统带来干扰和压力，影响消化吸收。

当代已经有诸多专著在论述饮食营养和营养均衡的问题，而我这本《不生气就不生病》，主要讨论的是情绪致病和情绪的调控，所以这里仅补充介绍一些有益于提高调控情绪能力的食疗方。情绪问题和脏腑功能状态相关，也与特殊生理时期的身体状态有关，因此这里也从调理脏腑和特殊生理时期的身体状态入手讲起。

1. 调理脾胃食疗方

中医所说的"脾"主要功能之一是指胃肠道的消化吸收机能，而胃肠道是肠脑、腹脑所在的部位。情绪不稳会影响胃肠功能，胃肠功能失调，也会导致情绪不稳。《黄帝内经》所说的"胃不和则卧不安"，就提示了胃肠功能紊乱会影响睡眠，所以一些具有调理脾胃作用的食疗方，就有了调控情绪的作用。

（1）疏理脾胃气滞的食疗方

脾升胃降是消化道的正常生理功能，如果思虑过度或者所思不遂，就会导致脾胃之气郁结，进而就会出现脘腹胀满、大便溏薄、嗳气吞酸、不思饮食、精神不振、夜卧不宁等症状。食疗可选健脾饼、香橼饮。

健脾饼

香橼皮 10 克、党参 10 克、白术 10 克、鸡内金 10 克、枣泥 50 克、面粉 100 克。把四药打成细粉过罗，然后把药粉、枣泥和面粉混合均匀，加水和成面团揉匀。擀成适当大小的面饼，烙熟即可食用。有疏肝、健脾、和胃、导滞、安神的作用。适宜于情绪郁闷、思虑过度、脾虚气滞，而见脘腹胀满、食欲不振、食少嗳气、便溏消瘦、夜卧不安的人群。

【说明】香橼皮疏肝、和胃、化痰。党参补脾气，和脾胃。白术健脾补气燥湿，降浊阴而进饮食，善止呕吐，升清阳而消水谷，能医泄利。鸡内金就是鸡胃的内膜，助消化、消食导滞。大枣健脾补气，调味增甜。共成健脾和胃的食疗方。

香橼饮

鲜香橼 1 ~ 2 个、麦芽糖适量。将香橼切碎，放入带盖的碗中，加入等量的麦芽糖，隔水蒸至香橼熟烂为度。每服 1 匙，早晚各 1 次。有行气开郁，补中缓急，润肺止咳的作用。适宜于肝胃不和，脘腹疼痛，咳嗽有痰，心情不爽的人群。

【说明】这里一定要用麦芽糖，而不能用蔗糖或蜂蜜代替。麦芽糖也叫饴糖，具有补中益气、健脾和胃、润肺止咳、缓急止痛的作用。配合香橼，一个疏肝行气化痰，一个补中益气润肺，脾胃肝肺同调。

（2）补脾气的食疗方

胃肠道吸收机能下降，能量吸收不足，中医就叫脾气虚。可见脘腹胀满，食后为甚，口不知味，不思饮食，大便溏薄，精神不振，形体消瘦，肢体倦怠，少气懒言，兴趣减少，面色萎黄或㿠白，肢体浮肿，舌淡苔白，脉缓软无力。食疗可选薏米莲子粥、山药扁豆粥。

薏米莲子粥

薏苡仁 30 克、莲子肉（去心）30 克、冰糖适量。薏苡仁、莲子肉投入冷水锅中，大火煮开，改小火煮粥，待粥成后，加入冰糖，再煮 2 分钟。作早点食用。有健脾利湿涩肠的作用。适宜于脾气虚、大便溏薄、轻度浮肿、多思善虑、敏感脆弱的人群。

山药扁豆糕

鲜山药 200 克、白扁豆 50 克、陈皮粉 3 克、红枣泥 500 克。将山药去皮切成薄片蒸熟捣泥备用。将白扁豆煮熟捣烂备用。把山药泥、白扁豆泥、陈皮粉和枣泥混合均匀，上笼屉蒸糕。做早餐食之，每次吃 50 ~ 100 克。有健脾补气利湿行气的作用。适宜于脾气虚、气短乏力、多思善虑的人群。

（3）温脾阳的食疗方

脾阳虚就是脾气虚兼有阳气不足，出现温暖功能下降的寒冷症状，临床表现为脘腹冷痛，喜温喜按，畏寒肢冷，大便稀溏，倦怠神疲，纳食减少，或泛吐清涎，或浮肿，或妇女白带量多而清稀，精神恍惚，思流缓慢，反应迟钝，舌淡胖或有齿痕，苔白滑，脉沉弱。可以选用甘草干姜饮或干姜大枣茶。

甘草干姜饮

干姜 10 克、炙甘草 6 克、红茶 5 克，开水冲泡代茶饮。有温补脾阳的作用，适宜于脾阳虚，运化机能低下，大便溏薄，遇寒或饮冷则腹泻，思流缓慢，反应较迟钝的人群。

干姜大枣茶

干姜 10 克、红枣 15 克（掰开）、红茶 5 克，开水冲泡代茶饮。有益气温脾助阳的作用。适宜于脾阳脾气虚、乏力便溏、反应较迟钝的人群。

2. 养心食疗方

心主血脉，又主神志，调控情绪，离不开调心。心最常见的证候是心阴虚、心血虚、心气虚、心阳虚，而这些证候，都能导致情绪出现问题。

（1）养心血的食疗方

心血虚，不能滋养心神，就可能出现情绪低落，精神抑郁，失眠健忘，乱梦纷纭，惊悸胆小，悲伤欲哭，心慌心悸，还可以见到面色苍白，唇爪不华，头晕乏力，视物昏花这些血虚的症状。可选杞桑归龙饮、龙眼莲枣粥、养心药膳鸡等。

杞桑归龙饮

枸杞子 5 克、黑桑葚 5 克、当归 3 克、龙眼肉 5 克。开水冲泡 10 分钟，代茶饮。有养心血、益肝肾的作用。适宜于心肝血虚、心神失养，而见郁闷心悸、失眠健忘、胆小易惊的人群。

龙眼莲枣粥

龙眼肉 20 克、红枣 10 枚、莲子 10 克、粳米 200 克。把四味食材洗净，共放锅内，加水适量，煮熟成粥。有养心血，健脾气的作用。适宜于心脾两虚，精神恍惚，注意力不集中，失眠健忘的人群。

养心药膳鸡

乌鸡一只、当归 6 克、龙眼肉 20 克、红枣 5 枚，大葱、生姜、料酒、食盐各适量。将乌鸡洗净，斩成小块，放入冷水锅中，加入当归、龙眼、葱姜枣、料酒，大火烧开，撇去浮沫。改小火慢炖至鸡肉酥烂，加入少量食盐调味。有养心血，补心气的作用。适宜于心血心气不足、心慌心悸、胆小易惊、情绪低落的人群。

（2）养心阴的食疗方

现代生活节奏快，压力大，睡眠减少，甚至人们昼夜颠倒，心阴暗耗，所以出现心阴虚者很是常见。心阴虚常表现为：心慌心跳，心烦失眠，口干舌燥，舌上溃疡，五心烦热，舌光红无苔，脉细数。可选百合地黄粥、麦冬莲心饮、麦冬荷叶粥等。

百合地黄粥

干百合 10 克、干地黄 10 克（布包）、粳米 100 克。加冷水共煮至米熟粥成，取出地黄包即可食用。有养心阴、清心火的作用。适宜于心阴亏损、形体羸瘦、心烦急躁、失眠心悸的人群。

麦冬莲心饮

麦冬 6 克、莲子心 2 克。沸水冲泡 10 分钟后即可代茶饮。有养心阴、清心火的作用。适宜于阴虚火旺、心烦失眠、口舌生疮的人群。

麦冬荷叶粥

鲜荷叶一张、麦冬 10 克、粳米 100 克，冰糖适量。将荷叶、麦冬洗净，加水煮 20 分钟，去掉荷叶和麦冬备用。粳米 100 克，先用少量冷水浸泡 30 分钟后，倒入荷叶麦冬水上火，煮至米熟粥成，加入冰糖适量，再煮 2 分钟即成。作早晚餐，温热食用。有养心阴、清心火、解暑热的作用。适宜于夏季热盛多汗、心阴被耗、心火偏旺、心烦口渴、失眠多梦的人群。

（3）补心气的食疗方

心气虚者常见心慌心跳，动则气短，体力不足，精神不振，焦虑担忧。名方生脉饮则是补心气的经典食疗方。

生脉饮

人参10克、麦冬10克、五味子10克（打碎）。将三物投入适量冷水中，大火烧开，改小火煮10分钟，将药液连药渣一同倒入保温的大茶杯中。时时续水，代茶频饮。有补益心气的作用。适宜于心气虚、精力体力不足、心慌心跳、惊悸不宁的人群。

【说明】五味子的补气成分主要在它的核中，如果不将其打碎，这种补气成分就难以提取出来。所以服用生脉饮时一定要把五味子打碎再煮或浸泡。人参可以用红参、白参、西洋参，也可以用党参。如果用党参，用量要加倍。这也是古代抢救临终病人气虚气脱的著名药方。

（4）温通心阳的食疗方

心阳虚者常见心慌胸闷，遇冷则发、手足发凉、畏寒怕冷、情绪低落、赖床难起等症状。著名的补心阳的食疗方就是《伤寒论》中的桂枝甘草汤。我在这里把它作为代茶饮来使用，于是把它叫作桂枝甘草饮。

桂枝甘草饮

桂枝10克、炙甘草5克。冷水煮10分钟，倒入保温的大茶杯中，时时续水饮用。有温通心阳的作用。可用于心胸阳气不振，经常突发心慌胸闷、手足冰冷、紧张恐惧、卧起不安、惊狂不宁的人群。当然这类人应当到医院检查诊断，排除冠心病心肌缺血。

3. 补肾食疗方

肾为先天之本，主生长发育和生殖，又主水液代谢。恐伤肾，肾在志为恐，所以也和情绪相关联。当肾虚的时候，就容易出现惊恐的情绪。肾最常见的虚证是肾阳虚、肾阴虚。如果是阴阳两虚，就叫肾气虚。

（1）养肾阴的食疗方

肾阴虚常见症状：五心烦热，潮热盗汗，口干舌燥，尿黄便干，月经不调、面色无华、腰酸腿软、性欲减退或亢进、面部色素沉着、舌红少苔、脉细数。当阴虚火旺、心肾不交的时候，还会出现心烦失眠、心神不宁等精神问题。可选杞桑洋参茶。

杞桑洋参茶

枸杞子 5 克、干桑葚 5 克、西洋参 5 克，开水冲泡代茶饮。有养肝肾、滋阴液的作用，适宜于肾阴不足、胆小易恐、心神不宁的人群。

（2）助肾阳的食疗方

肾阳虚常见症状畏寒肢冷，腰膝酸软，头目眩晕，精神萎靡，面色㿠白，或黧黑，舌淡胖苔白，脉沉弱，男性阳痿早泄，妇女宫寒不孕，或大便久泄不止，完谷不化，五更泄泻，或腰以下浮肿，或腹部胀痛，心悸咳喘，胆小易恐。可选杜仲叶子茶、菟丝子茶。

杜仲叶子茶

杜仲叶 10 克、红茶 3 克。开水冲泡代茶饮用。有轻微助肾阳的作用。适宜于肾阳不足、腰膝冷痛、胆小易恐的人群。

菟丝子茶

菟丝子 10 克（捣碎）、红茶 5 克，冰糖适量，沸水冲泡 10 分钟即可饮用。有一定的助肾阳作用，适宜于肾阳虚衰、精冷不育的人群。

（3）补肾气的食疗方

既有肾阳虚又有肾阴虚，就是肾气虚。把补肾阳和补肾阴的方法结合起来，就是补肾气。可选老鸭虫草汤、山药巴杞海参汤。

老鸭虫草汤

老鸭一只、冬虫夏草 5 克、白人参 10 克、葱姜、料酒、食盐适量。将冬虫夏草放入鸭腹内，用针线缝合，加水过鸭身，放入人参、生姜、大葱、料酒。大火煮开，改小火炖至老鸭熟烂，加入少量食盐调味。饮汤食鸭肉，一日两次，分数日服完，再将冬虫夏草和人参嚼服。有补肾气、填肾精的作用。适宜于肾气不足、腰膝酸软、性欲低下、精神疲倦、善惊易恐的人群。

山药巴杞海参汤

山药 50 克、枸杞子 15 克、巴戟天 15 克、红枣 15 枚、水发海参 150 克，葱、姜、料酒、食盐适量。将山药洗净去皮切片，把枸杞子、巴戟天、红枣洗净。所有食材放入炖锅，加入适量清水和葱姜料酒，隔水炖煮 3 小时，出锅后加食盐适量调味。可作餐前汤。有补肾益精助阳的作用。适宜于肾气虚衰、身心疲惫、情绪低落、性欲减退的人群。

【说明】巴戟天有补肾阳、强筋骨、祛风湿的作用，近年来发现它有抗抑郁的功效，对情绪低落、精神抑郁、兴趣减少有一定作用。我在治疗精神抑郁症的时候常用到它。海参补肾、益精、壮阳、疗痿。配合健脾补气的山药、补肝肾之阴的枸杞，补脾气的大枣，共同组成一个补肾气、抗抑郁的食疗方。

4. 调肝食疗方

肝藏血而主疏泄，所有的精神情绪疾病在治疗上，都需要调肝。或疏肝气，或养肝血，或清肝火，或平肝阳。这里仅推荐几个利于疏肝气和养肝血的食疗方。

（1）疏肝气的食疗方

疏肝气的食疗方主要用于肝气郁结症，肝气郁结可见胁胀胸闷，胸胁串痛，少腹胀满，头昏目眩，情绪低落，精神抑郁，多愁善虑，烦闷欲哭，嗳气太息，心烦失眠，烦躁易怒，咽喉不利，嗳气反酸，恶心呕逆，腹痛便溏，月经紊乱等。下述食疗方，皆可供选择。

三香玫瑰鸡

香橼 10 克、香附 10 克、香菜 10 克、玫瑰花 10 克、肉鸡 1 只、大葱、生姜、料酒、食盐适量。将香橼、香附、玫瑰花装入布袋备用。将鸡洗净斩成大块，放入冷水锅中上火烧开，撇去浮沫。加入药袋、葱姜、料酒小火炖至鸡肉酥烂，加入少量食盐调味。出锅装盘，最后撒上洗净切碎的香菜即成。有疏肝活血补虚解郁的作用。适宜于肝气郁结、情绪不爽、心烦胸闷、乏力倦怠的人群。

橘皮山楂茶

鲜橘皮 10 克、鲜山楂 15 克、绿茶 5 克。橘子皮切丝，山楂切片（去核），与绿茶一同放入茶杯中，用沸水冲泡，保温 15 分钟即可饮用，时时续水，代茶饮。有疏肝理气，消食活血的作用，适宜于肝气郁结、心情不爽、食欲不振、胃脘胀满疼痛、饮食不化、月经不调的人群。

香玫代茶饮

香橼 5 克、玫瑰花 5 克，开水浸泡代茶饮。有疏肝解郁，理气活血，调经止痛的作用。适宜于肝气郁结、月经不调、行经腹痛、心烦易怒的人群。

佛香梨

佛手 5 克、制香附 5 克、梨 2 个。佛手、香附研末备用；梨去皮，切开剜空，各放入一半药末，合住放碗内，上锅蒸 10 分钟，食用。有疏肝和胃润肺的作用。适宜于肝气郁结、气郁化火、郁火犯肺、干咳少痰、心烦急躁的人群。

双花橘皮饮

白菊花、白梅花、橘皮各 3～5 克，开水冲泡，代茶饮，有疏肝行气平肝的作用。适宜于肝气郁结、气郁化火、火热扰心、心烦急躁、郁闷不乐的人群。

黄花合欢大枣汤

黄花菜 18 克、合欢花 9 克、红枣 10 枚、蜂蜜适量。将黄花菜洗净，与合欢花共入锅内，水煎去渣取汁，再与红枣共炖熟，调入蜂蜜即成。有疏肝解郁，除烦安神的作用。适宜于肝气不舒、惊悸不宁、心烦失眠的人群。

【说明】相传本方是明太祖时期御医给马皇后配的食疗方之一。用现在的话说，马皇后就是一位很能干的女汉子，但操劳过度，难免出现失眠多梦的情况，于是御医除了用药物治疗外，还特意同御膳房一起配了药膳来作日常调理。其中就包括这个食疗方。

（2）养肝血的食疗方

肝血不足，可见面色苍白，唇爪不华，肢体麻木，两目干涩，情绪低落，郁闷不舒。食疗可选补血归芪鸡、龙眼枸杞粥、枣仁生地粥等。

补血归芪鸡

母鸡一只、生黄芪 30 克、当归 10 克、枸杞子 10 克，葱姜适量，加水小火慢炖，至鸡肉酥烂即成，加食盐调味。饮汤吃鸡。有益气补血的作用。适宜于肝血不足、肢体麻木、视物昏花、唇爪不华、精神恍惚、记忆减退、心慌心跳、夜卧不宁的人群。

龙眼枸杞粥

龙眼肉、枸杞子各15克，黑米、粳米各50克。将龙眼肉、枸杞、黑米、粳米分别洗净，同入锅中，加水适量，大火煮沸后改小火煨煮，至米烂汤稠即成。有养肝血，补脾肾的作用。适宜于肝血不足、脾肾气虚、神疲力怯、精神恍惚、注意力涣散、多梦夜游的人群。

枣仁生地粥

酸枣仁 20 克、鲜生地 40 克、粳米 100 克。将酸枣仁研末，以水浸泡研滤取汁备用。鲜生地洗净，捣烂绞取汁备用。用枣仁汁兑入适量清水，煮粳米为粥，将熟时再加入生地汁，更煮三五沸即成。睡前一小时温热服之。有滋阴清热，养血安神的作用。适用于心肝血虚、失眠多梦、心烦急躁、潮热盗汗、手足心热的人群。

5. 补肺气的食疗方

悲伤肺，肺在志为悲，临床发现悲伤过度，必然伤肺气，而肺气虚的人一般都感情脆弱，悲伤易哭。所以情绪问题主要和肺气虚关系密切，在这里也只选有补肺气作用的食疗方。肺气虚主要表现是乏力倦怠、精神不振，面色不华，声音低怯，咳嗽气喘，胸闷气短，悲伤易哭，自汗畏风，易感外邪，舌淡苔白，脉弱。可选补肺乳鸽汤。

补肺乳鸽汤

生晒参 10 克、生黄芪 20 克、五味子 10 克（打碎）、炙甘草 6 克、乳鸽 2 只，葱姜、料酒、食盐适量。将 4 味药食同用的食材用布包好备用。乳鸽洗净斩成大块，放冷水中煮开，撇去浮沫，放入药包、葱姜、料酒，小火炖至鸽肉熟烂，加入少量食盐调味。吃肉喝汤。有补脾肺之气的作用。适宜于肺气不足、少气懒言、悲伤易哭、多愁善感的人群。

【说明】生晒参和黄芪是补脾肺之气的要药。五味子补肺气，其味酸，有收敛肺气的作用，利于肺气的肃降。乳鸽气血双补，合成一道补肺气、消悲愁的食疗佳方。

6. 女性特殊生理期情绪不稳的食疗方

女性在月经期、更年期等特殊的生理时期，常会出现一些情绪异常的问题。这里也选食疗方供大家参考。

（1）经前综合征的食疗方

典型的经前期综合征症状常在经前 7 ~ 10 天开始，逐渐加重，至月经前最后 2 ~ 3 天最为严重，月经来潮后 4 天内症状消失。

经前期综合征涉及症状多达 150 种，可分为精神和躯体两大类，精神症状，如焦虑紧张，情绪波动，急躁易怒，感情冲动，乃至争吵、哭闹，不能自制；或者郁闷，没精打采，抑郁不乐，情绪淡漠，孤居独处，不愿与人交往和参加社会活动，失眠多梦，注意力不集中，健忘，判断力减弱，害怕失控，有时精神错乱、偏执妄想，产生自杀念头。躯体症状，如水肿，常见手足与眼睑水肿，腹部胀满，体重增加。疼痛，常见头痛、乳房胀痛、盆腔坠胀，腰骶部疼痛，持续至月经来潮后缓解。肠痉挛性疼痛，可有恶心呕吐，临近经期可出现腹泻。还可能出现低血糖，而见疲乏心悸，食欲增加，喜甜食等。在经医生治疗的过程中，可选用黑木耳炖豆腐、百合枣仁汁等食疗方。

黑木耳炖豆腐

黑木耳 30 克、豆腐 3 块、红糖 30 克，加水炖汤服用。有益肾宁神作用。适宜于经前期烦躁易怒、情绪容易失控的人群。

【说明】糖尿病患者不用红糖，只用木耳、豆腐即可。

百合枣仁汁

鲜百合 50 克、炒酸枣仁 30 克。枣仁捣碎，用水煮 30 分钟，去渣取汤，用此汤煮百合 3 分钟，喝汤吃百合。有宁心安神作用。适宜于经前失眠多梦、烦躁易怒、情绪不易控制的人群。

（2）更年期的食疗方

女性从有生育能力的阶段转换为没有生育能力的阶段，通常称作更年期。在这个过程中，身体各方面都在发生着变化，月经开始紊乱，最后绝经。有不少人会出现烘热汗出、心烦急躁、失眠多梦、情绪不稳、抑郁焦虑、全身肿胀、支节疼痛等阴阳失调、代谢紊乱、心神不宁的症状，也称围绝经期前后诸症。在医生的治疗前提下，可选二子小麦茶、益肾八宝粥等辅助调理。

二子小麦茶

枸杞子 10 克、女贞子 5 克、浮小麦 10 克，沸水冲泡，代茶饮。有养阴血，宁心神的作用。适宜于更年期月经紊乱、头晕目眩、五心烦热、潮红多汗、心烦易怒、悲伤欲哭、情感脆弱、腰酸腿软的人群。

益肾八宝粥

红豆 10 克、黑豆 15 克、黄豆 30 克、莲子 10 克、红枣 15 克、核桃仁 10 克、枸杞子 5 克、大米 100 克。煮粥食。1 日 3 次。有益肾养血作用。适宜于更年期阴阳不和、寒热难调、情绪不稳的人群。

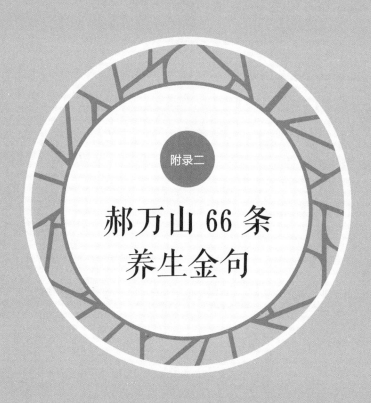

附录二

郝万山 66 条
养生金句

1 真正的医生不在医院，就在每个人的身体之内；真正的灵丹妙药不在药房，就在每个人的身体之内。

2 中医治的是得病的人，而不是治疗人得的病。

3 健康是1，事业、财富、爱情、名望、地位等都是0，有了这个1，后面加的0越多，人生越有光彩，没有这个1，后面的0再多，最终还是0。

4 健康不仅是没有疾病和过度虚弱的症状，还要有完整的生理、心理状态和良好的社会适应能力。健康包括形体健康和心理健康两个方面，无论是哪一个方面的失调，都是健康的失调，都不是健康人。

5 如果把健康和疾病看作生命过程的两头，这就像一个两头尖的枣核，中间凸出的大圆肚子，就是健康和疾病之间的过渡状态——亚健康。亚健康是21世纪人类健康的头号杀手。在任何年龄阶段都有大量的亚健康人群。亚健康不是中老年人的专利，和年轻人的关系也十分密切。

6 在疾病的潜病期、前病态的时候，也就是亚健康状态的时候，医生能帮上我们的忙吗？帮不上！因为疾病还没有诊断出来。这个时候只能靠我们每个人自己通过养生，把疾病消灭在萌芽状态，尤其是把心身性疾病消灭在萌芽状态。

7 中医早就有形神相关的认识，形体健康的失调可以引发心理健康的问题；而心理健康的失调，自然也会引发形体健康的偏差。治疗身体的疾病，一定要关注病人的心理情绪状态；治疗精神疾病，则可从调节形体健康入手。治疗身体，平复情绪，就是我治疗这类精神疾病的基本观念。

8 大家要改变一个基本观念，心理精神健康的失调，甚至发展到精神疾病，是很常见的、很普通的问题。心理健康和身体健康，两者是同等重要的。

9 心理社会因素不仅可以导致疾病的发生和加重病情，在特殊的情况下，甚至可以因精神的崩溃而直接导致人的死亡。

10 生命的开始就是衰老的启动，养生抗衰老，是一辈子都要做的事情。

11 养生的一大要领就是：顺应自然规律和生命规律，降低自调机能的损耗，保护自调机能。

12 保护人体健康的关键，是人体的自我调节机能，这个机能是与生俱来的，是自动调节的，又是优化调节的，也就是把人体的机能自动调节到最佳状态。病人千万不要忽视自调机能的潜能，而将全部希望都寄托在医生身上。自己的潜意识、乐观情绪以及战胜疾病的自信心，才是解放自调机能的关键，才是使各种疾病康复的最好的药剂。

13 魔由心起，病由心生。浇花要浇根，养生要养心。解铃还须系铃人，心病还须心药医。

14 人的自我调节机能可以让身体自己给自己治病。纠结放下了，释怀了，你的自我调节机能也就解放了，也就可以自动地把你的健康状态调节到最佳的状态。

15 自调机能的作用主要有四：一是调节体内各器官之间的协调性和稳定性；二是调节人体对外部环境的适应性和顺应性；三是抗御内生的或外来的各种致病因素；四是对疾病或健康失调自动进行康复和修复。

16 只有内心真诚地改变，用感恩之心、大爱之情、宽容的胸怀，取代所有的纠结抱怨、嫉妒愤怒，才能解开捆绑自身调节机能的枷锁，才能不生病或少生病。不生气就不生病，控制好情绪就能把握美好的人生！

17 人渴了要找水喝，饿了要找饭吃，这都是机体的自调机能在发挥作用，也是生命能够存在并延续的本能反应。民间长久流传，又被现代养生保健机构甚至医院的医生们开发、创新、应用的许多物理疗法，大多属于鞭策促进自调机能的方法，比如拔罐、刮痧、推拿、点穴、正脊、足部按摩、推筋导络等，都是不同的"抽鞭子"的方法。这些刺激方法，都能改善气血循环，激发推动人体的自调机能。

18 养生要养心，是历代不同学派养生家共同的主张。养心的关键就是静心，静能生慧。要做智慧的人，用大智慧处理一切事情，而不是用情绪来处理事情。

19 "心要静，身要动。"心要静，静能生慧，用智慧处理各种问题，就会游刃有余，无往而不胜。身要动，动能生阳，阳气旺盛，脏腑和调，气血流畅，代谢通达，则百病不生。

20 "药逍遥而人不逍遥，何逍遥之有？"用药虽然是舒肝解郁，使人愉快逍遥的，但是导致烦恼郁闷的实际问题没有解决，个人精神境界又不能够跨越纠结和完全超脱，怎么能够达到逍遥愉快的效果呢？

21 凡是得心身性疾病的人，基本上都是聪明的人。所以，从健康这个角度来说，真可以说是"聪明反被聪明误"。

22 好运气来自好心情、好情绪。

23 管理好情绪就是打开人生幸福之门的金钥匙。提高控制管理自己情绪能力的上上策，就是提高自己的道德修养，也就是修德、修心、修性。

24 管理调控意识情绪，消除负向情绪，增加正向情绪，是一个人的修养和心灵美的体现，是人生的一种境界和艺术，是一种文化和智慧，是情商高低的检验，是身心健康和好运气的根源，也是一生能否幸福的关键。

25 不做坏事，就会淡定坦然，心情宁静，没有情绪的干扰，就会拥有健康。这也是古今中外的养生专家都要强调养生必须修德的道理所在。

26 俗话说"心平气和",既有情绪稳定,又有气血调和,心平与气和是并列关系,这就是一种心身健康的状态。但是我们也可以把心平与气和理解为因果关系,就是人的情绪稳定了,气血也就能调和了。

27 人有情绪反应是本能,人能控制情绪反应是本领。人人都要认识本能,更要不断地提高控制情绪的本领。

28 性格、习惯和脾气,我把它们归结为意识情绪,归结为掌控情绪的能力。也就是说意识情绪决定人生的命运,掌控情绪的能力决定人的健康、决定这个人能否成功和一生是否幸福。

29 人体多处具有物质代谢、能量转化的场所,人体的每一个细胞、每一个器官都有物质代谢、能量转化,因此人体处处是三焦,人体无处不三焦。

30 少阳胆和三焦就是人体的枢纽,就是调节人体气血循环和新陈代谢的合页与轴承。"和枢机、解郁结"的治疗法则,就是为人体的合页或轴承,除锈抛光并添加润滑油。和解法正是我在治疗许多精神疾病和心身性疾病的过程中,最为常用的方法。

31 胆和三焦的阳气,像是春天和早晨初升的太阳,不亢不烈,阳气虽不强大,但木行生发疏泄的运动趋向,作用部位却是全身的,对五脏六腑的新陈代谢、心阳心火的振作、肝气的疏泄条达、脾胃之气的升降、体表阳气的布达以及精神情志的舒畅，都有着决定性的促进激发、调节控制作用。

32 中医习惯把人体气的运动叫气机，许多疾病的产生与气机紊乱有关。

33 我们人体的气该升的升、该降的降、该出的出、该入的入，但一定要流畅无阻。

34 怒则气上、喜则气缓、思则气结、悲则气消、恐则气下，此外还有惊则气乱，都是导致气机紊乱的直接因素。

35 中医治病，核心在于找出病机，也就是出现这些症状和现象的机理。

36 在当代，人类的许多疾病和心灵中的痛苦，都是由于负向情绪所引发的。2010年，世界卫生组织曾说，从现在起到21世纪中叶，没有哪一种灾难会像心理危机那样带给一代青年无比的痛苦。

37 任何一种情绪波动，都会使内脏、肌肉、血管、内分泌的大量参数发生变化，免疫系统迅速被调节。

38 能量从哪里来？从好的意识来，从正向情绪来。正向情绪可以增加人的正能量，使人精神焕发，浑身是劲儿。负向情绪则会削弱人的正能量，使人浑身乏力，甚至一蹶不振。

39 治疗身体的疾病，一定要关注病人的心理情绪状态；治疗精神疾病，则可从调节形体健康入手。治疗身体，平复情绪，这就是我治疗这类精神疾病的基本观念。

40 负向情绪会明显地影响神经系统的兴奋性，影响神经递质和肽类物质的分泌，于是就直接影响了消化系统工作的异常，造成了消化系统从上到下的大多数疾病的发生，并进而影响到全身健康状况的改变。

41 任何一种情绪，都会导致细胞、内脏、血管、内分泌、免疫机能等人体的生理活动发生变化。特别是在女性特殊的生理时期，生气、愤怒、惊吓等情绪过激，都可能会导致不良后果。我们把生气等负向情绪，说成是女性特有生理时期的无形杀手，实在不是夸张和耸人听闻。

42 在月子里，产妇气血不足、身体虚弱、抵抗力差、免疫机能低下、心理脆弱，还需要为宝宝哺乳，夜间因为要照顾宝宝，常常睡眠不足，更需要特别注意保持心情舒畅，情绪稳定。一旦月子里生气、着急、郁闷，几乎百分之百会引发各种疾病。月子里生气带来的不良后果，对一个女性来说，实在是难以承受的。

43 有句话叫"外科不治癣，内科不治喘"，是说皮肤病和哮喘在治疗上都很困难，之所以困难，就是医生对病人自身的心理因素往往束手无策，这就更需要病人本身进行心理、精神、情绪上的调节。

44 皮肤的健康问题，是人体脏腑功能、气血循环、代谢状态和精神情绪变化的外在反应。尽管皮肤病多种多样、千奇百怪，原因涉及遗传、环境、饮食、药物、其他疾病等多方面因素，但保持心情的轻松愉快、情绪的平稳淡定，是促进所有皮肤病好转和防止复发最有效的方法。

45 皮肤与神经系统同宗，也就是说，它们原本是一家子。人类胚胎发育早期，神经系统和皮肤系统都源于一种叫外胚层的组织。所以皮肤的健康问题，应当是人体脏腑功能、气血循环、代谢状态和精神情绪变化的外在反映。

46 我在临床见到的甲亢病人，其发病诱因几乎都和焦虑、紧张、郁闷、生气等负向情绪或者和工作生活压力太大有关，毫无疑问，甲亢属于心身性疾病的范畴。孕妇患甲亢，在治疗上很是棘手，稍有不慎，就会影响胎儿的正常发育。

47 人生来就有两个脑，一个是颅脑，一个是肠脑。就人来说，早期胚胎发育中产生的神经脊，一部分进入了中枢神经系统，进入头颅，形成颅脑。另一部分变成肠神经系统，分布在消化道，形成肠脑、腹脑。两者通过迷走神经相连接，打一个比喻，颅脑和肠脑就像是一根藤上的两个瓜，会相互影响，荣则俱荣，枯则俱枯。

48 一个孩子的心理发育、社交能力的成长，既需要社会、学校的关注，更需要家庭的熏陶。如果孩子遇到的是一个充满焦虑情绪的家庭，面对的是焦虑异常甚至有强迫观念、洁癖习惯的父母，孩子长期处于慢性的应激状态下，毫无疑问会影响智力发育。

49 精神抑郁症的病机应当是肝胆气郁、少阳不足、三焦不畅、枢机不利、痰浊内阻、心神不宁，这就是中医辨证的结论。我认为精神抑郁症的根源是在身体，应当采取治疗身体的方式来改善情绪。

50 两性交合，是动物传宗接代、物种繁衍的本能，这是生命的规律。对人来说，是人成年以后，生理心理和繁衍的需要，是疏肝气、调气机、畅情怀、安心神的需要。

51 对医学一知半解，甚至连皮毛都不了解的人，千万不要凭感情用事，拒绝正规医院的有经验医生的诊治建议。

52 对于疾病，尤其是对人们认为的不治之症或者是难治之证的恐惧，是加速死亡的最常见的现象，也是一种负向的自我心理暗示。病人应对癌症的诊断和治疗所引发的慢性的持续性的焦虑，对健康的损害要远远快于并大于癌症本身对健康的损害。

53 一旦大家意识到自己控制情绪的能力下降，就应当想到这是与身体健康状况有关的问题，而不单纯是心理问题，就需要找医生进行适当地调理和治疗。

54 民间有一句话说："病都是自己作的。"你在心理上，先给自己一个得病不能下地的暗示，于是真的就不能下地了。

55 最明显容易受情绪影响的地方就是颈部肌肉，因为与情绪体验有关的肌肉群，往往就是我们使用最多、活动最频繁的肌肉群，而颈肩部的肌肉首当其冲，它们比任何一处骨骼肌的活动都要频繁。也就是说，在紧张情绪导致的肌肉疼痛病例中，颈后肌群的疼痛最为常见。

56 中医"脾"的本义，就是辅助胃肠把饮食物的精华物质和水液向全身输布的器官，也就是消化系统的消化吸收功能。人出生后，主要依靠消化系统通过和外界交换物质的方式来获取能量，因此中医说"脾胃是后天之本、气血化生之源"。

57 思考问题是我们正常人普遍存在的心理活动，是一个人的正常生理功能，不会对健康造成损害。但如果思虑过度，或者所思不遂，就会导致气机的郁结，尤其是脾的气机的郁结。

58 恶性肿瘤的发展和恶化与心理因素关系十分密切。有不少人，由于知道了自己的病情，恐惧、焦虑不能释怀，导致了病情的迅速恶化。

59 男性的性功能障碍，如阳痿、早泄、遗精、性欲低下等，如果不是器质性病变引起的，无一例外，都和心理情绪因素有关。

60 人们常说"春捂秋冻，百病不生"，这实际是提示在春季和早晨，保温是利于保护和促进阳气生发的，连衣服都要求适当多穿，要春捂早捂，你却在这个时段，喝凉水，用冷水冲澡，这和春季里小苗刚刚出土，突然来了一场霜冻有什么区别？

61 一年有四季，一天有四时。一年之计在于春。春季是生发疏泄运动趋向的少阳之气，支配着植物乃至一切生物的生命活动。

62 春季养阳气的生发，夏季养阳气的上升，这就叫"春夏养阳"，因为这都是阳气的阳性运动。秋季养阳的内收，冬季养阳气的潜降，这就叫"秋冬养阴"，因为这都是阳气的阴性运动。

63 四时阴阳，阴阳四时，就是四季阴阳的消长变化，或者说是阴阳的四季消长变化，是万物产生和灭亡的本源。高明的人，应当春季养阳，秋冬养阴，顺应化育生命的根本规律，这样就能够和地球上的万物一样生长沉浮。

64 阴阳的存在，是万事万物形成和存在的根源和基本条件。中医所讲的阴阳，原本不是哲学，更不是迷信，而讨论的是大自然化育生命的基本条件，没有阴阳的不亢不烈、不冰不寒、协调稳定变化，就没有生命的化生。

65 日常生活要达到"三种状态""四种快乐"。"三种状态"

就是放松状态、专注状态、愉悦状态。只要有这"三种状态"，即使你工作了一整天，也不会感觉到疲劳，因为这个状态近似于练功的身心状态。"四个快乐"是我们健康的得力助手，就是助人为乐、知足常乐、自得其乐、没乐找乐。

66 当你在某一个问题或者某一件事情上遇到了困难或挫折，千万不要陷在这个坑里爬不出来，赶快换一个方向爬出来，把自己的精力转移到另一个方向继续前进。只有傻帽儿才在一棵树上吊死，只有傻帽儿才钻进牛角尖里把自己憋死。